Albert Ronald Morales

FRUTTOTERAPIA

Il potere terapeutico di frutta, verdura, cereali, legumi ed erbe

EDIZIONI
IL PUNTO
D'INCONTRO

Albert Ronald Morales
Fruttoterapia
Titolo originale: *Frutoterapia*
Traduzione di Gianpaolo Fiorentini. Consulenza di Aneta Bartczak. Revisione della traduzione a cura di Ilaria Dal Brun

Prima edizione originale pubblicata nel 2002 da Edaf del Plata, S. A., Buenos Aires, Argentina
Prima edizione italiana pubblicata nel giugno 2010, giugno 2014
Edizioni Il Punto d'Incontro s.a.s., Via Zamenhof 685, 36100 Vicenza, telefono 0444-239189, fax 0444-239266, www.edizionilpuntodincontro.it
Finito di stampare nel giugno 2014 presso Atena.net, Grisignano (VI)

ISBN 978-88-8093-670-1

Al mio maestro Sant Ajaib Singh Ji,
per la sua luce costante.
A mia madre Tránsito,
per l'amore e il continuo appoggio.
Alla mia carissima sposa Jeannette
e alla mia amatissima figlia Daya.
Dato che non possiamo vivere senza cibo,
dobbiamo almeno scegliere gli alimenti
più favorevoli
alla nostra ricerca spirituale.

— KIRPAL SINGH

Indice

Ringraziamenti

Un grazie particolare a Jesús Castrillo Aladro, magistrato spagnolo, per l'interesse verso il mio lavoro e per avermi aiutato a trasferirmi in Spagna assieme alla mia famiglia.

A César Gómez Morán, industriale spagnolo e carissimo amico.

A Paloma Galindo, Margarita Abellán Abellán, Carlos Alberto Benítez Olaya e alla sua famiglia; a Manuel Hernández Hurtado della Radio Nacional de España; Fernando Oliván e José Luis Pérez del Collegio degli avvocati di Madrid; ad Antonio Leal Parra e María del Carmen Damas de Castro; a Juan Manuel Barroso Carrera e famiglia; ai dottori María Jesús Clavera e Javier Martínez e all'incantevole Victoria Casinello, del corpo diplomatico spagnolo, che più che amici sono stati la nostra famiglia in Spagna.

Al mio assistente José Mauricio Infante Nieto, per l'indefessa collaborazione; ad Alberto Piedrahíta Pacheco, Darío Arizmendi Posada, Fernando Barrero Chávez, Hernán Peláez Restrepo, Guillermo Díaz Salamanca, Juan Harvey Caicedo, Iván Parra Díaz, Humberto Rodríguez Calderón "El Gato", Beatriz Helena Carrasco, Adriana Giraldo Cifuentes, Edgar Artunduaga Sánchez, Alexandra Montoya, Juan Manuel Rodríguez, Matha Ordóñez, Gabriel de las Casas, Alejandro Nieto, Jairo Velasco Duarte, dottoressa Lucía Nader, Fabio Callejas, Carlos Ruiz, Pedrito Alcalá, Jairo de Jesús Pulgarín, Grace Nocua Lesmes, dottor Gerardo Páez Mejía, Jairo Alonso Vargas, Adonai Sánchez, Stellita Durán, Almita Patiño, Alexandra Mora, Gustavo Adolfo Fonseca, Sofía Rodríguez, Fernando Monroy Murillo, Iván Jiménez Sánchez, Sami Jalil, dottor Herney Ocampo Cardona, Rubiela

Tapasco Arenas, Jairo Aristizábal Ossa, padre Gonzalo Gallo, dottor Julio Nieto Bernal, Jorge Eliécer Orozco, Nayibe Cantillo Raudales, Yolima Dussán, Olga Lucía Cárdenas, Jorge Consuegra, Henry Rodríguez, María Isabel Barragán, Olga Lucía Gallego, Isabel Uribe, Fredemiro Núñez Cruz, Rodrigo Beltrán, Adriana Arango, Darío Restrepo, Willington Sapuy: tutti giornalisti e media operator colombiani che hanno appoggiato e diffuso la fruttoterapia tra il grande pubblico.

A Guillermo Tribrín Piedrahíta, Carlos Peñalosa, direttore della sezione cronaca di Radio Inter de España; Nieves Herrero, Concha Crespo, Carlos Herrera, Antonio Jiménez, Iñaque Urueta, José Joaquín Sanz, Ángel Arroyo, Inmaculada Palomares Cantero, Javier Bergia García, Rafael Jaime Ferrer Sancho, giornalisti spagnoli che hanno contribuito a divulgare la fruttoterapia in Spagna.

A Claudia Pinzón, Enrique Córdoba ed Eucario Bermúdez di Miami; a Eduardo Aponte Rodríguez di New York; a Valeria Sessa e Martha Fernández di Cadena CBS; a Mariela Vargas della rivista *Guía del Golfo*.

A Carlos Strione di Radio Libertad di Buenos Aires.

A Rafael Molano Olarte; a Hernando Vásquez, ingegnere petrolifero; a Rosa Inés Vargas, Luis Enrique Vargas e Carmen Alicia Suárez, per l'appoggio incondizionato.

Ai consulenti scientifici: dottori Eduardo José Insignares Carrioni, Jaime Giovanni Ballesteros Muñoz, Julio Ernesto Camacho Girón, Jesús Quintero Rodríguez, genetista, e Genny Marcela Pardo Rojas, dietologa nutrizionista.

Al mio editor Sebastián Vásquez e a tutte le persone che hanno contribuito a trasformare in realtà questo libro: ringrazio Dio per averle portate nella mia vita.

Presentazione

Questo libro ha l'intento di diffondere informazioni basilari sugli elementi nutrizionali e terapeutici degli alimenti che consumiamo giorno per giorno senza essere consapevoli del loro apporto al nostro organismo. Abbiamo utilizzato varie fonti, alcune delle quali indicate nella bibliografia alla fine del volume, ma questo libro è soprattutto il prodotto della mia esperienza personale di più di venticinque anni da ecologista e ventinove da studioso delle proprietà e degli utilizzi terapeutici e nutrizionali di frutta, erbe e altri alimenti.

Non intendo formulare diagnosi o curare alcunché, bensì semplicemente migliorare la salute e, di conseguenza, la qualità di vita, per stabilire una relazione più stretta con Madre Natura.

Vi sorprenderà sapere che il cavolo, applicato su una ferita, la decongestiona, toglie l'infiammazione e dà sollievo; che la salvia favorisce la fertilità femminile; che la zucca migliora i problemi circolatori, che le foglie di barbabietola contengono ormoni per regolare le mestruazioni, che dalla guaranà si estrae l'elisir di lunga vita, che l'avocado è un afrodisiaco, il sedano esercita un'azione calmante sul sistema nervoso, la valeriana fa bene alle donne ma non agli uomini (e il ginseng fa bene agli uomini ma non alle donne), che il basilico accresce la montata lattea nelle madri, le frizioni con succo di crescione sul cuoio capelluto prevengono la caduta dei capelli, l'avena riduce il desiderio di fumare, l'acqua della regina d'Ungheria, inventata nel XVI secolo, è un eccellente cosmetico a base di fiori di rosmarino che mantiene fresca la pelle anche nelle donne mature e infine che i migliori anticancerogeni sono contenuti nelle crucifere (cavolo, broccoli, cavolfiore e simili).

La principale raccomandazione è un'alimentazione semplice, composta dai cibi che il nostro intuito ci suggerisce, tanto meglio se conosciamo le proprietà di ognuno di loro. Il testo presenta una breve descrizione di ogni alimento, con l'augurio che tutti i lettori ve ne trovino l'utilità. È una scelta di vita che sta a noi fare e se la facciamo avremo risultati eccellenti.

Quest'opera non intende sostituire alcun trattamento medico. Inoltre, se un alimento può essere meraviglioso per una persona, può non esserlo per un'altra, perché abbiamo tutti sensibilità diverse. Per questo motivo e perché l'automedicazione presenta sempre dei rischi, l'autore e l'editore non si assumono nessuna responsabilità per le conseguenze derivanti dall'uso delle indicazioni e delle preparazioni descritte in questo libro.

Introduzione

Secondo i dati dell'Organizzazione Mondiale della Sanità (OMS), l'alimentazione potrebbe essere direttamente implicata almeno nel 35% nelle morti per cancro. Un'alta percentuale di persone muore ogni anno a causa di un processo tumorale scatenato da un'alimentazione sbagliata.

Nel 1990, nel mondo sono morte circa cinquantun milioni di persone. Per più di un terzo, la causa della morte è stata la mancanza degli elementi basilari, indispensabili per una vita sana. La FAO (Organizzazione delle Nazioni Unite per l'alimentazione e l'agricoltura) stima che più di cinquecento milioni di persone soffrano di malnutrizione cronica.

Il potenziale tossico dei farmaci è fin troppo conosciuto. I loro effetti collaterali (effetti indesiderati) sono aumentati al punto che «negli Stati Uniti, ogni anno un milione di persone (dal 3 al 5% del totale dei pazienti) si rivolge agli ospedali a causa degli effetti collaterali dei farmaci».

L'OMS ha emanato questa dichiarazione: «È auspicabile una medicina primaria in cui siano presenti elementi prioritari quali il **latte materno** invece del latte in polvere, l'**acqua pura** invece degli antibiotici, le **erbe curative** invece dei nuovi prodotti farmaceutici, il **cibo** semplice invece degli integratori vitaminici...».

Il termine *vegetariano* non significa alimentarsi con i vegetali. Viene dal latino *vegetus*, che significa "sano, forte, vigoroso". Dobbiamo capire che non tutto quello che consideriamo un alimento è buono per il nostro corpo. Dobbiamo ricontattare quell'intuito che ci dice che cosa fare e consumare in qualunque momento. Paracelso diceva: «L'arte della medicina è nascosta nel cuore». E un popolare proverbio russo afferma: «Chi conosce la natura non è mai malato».

Gli alimenti industriali perdono una buona percentuale del loro valore nutritivo e delle virtù di un prodotto fresco e integro. L'obiettivo di un'alimentazione sana è fornire al corpo la quantità esatta di tutto quello che gli occorre per mantenere il suo equilibrio.

L'uomo moderno "divora con gli occhi", in eccesso e troppo velocemente. A ciò si aggiunge la cattiva qualità dei cibi, che sono sempre più industrializzati e pieni di ingredienti spesso tossici. Per questo motivo raccomando:

- Un'alimentazione *sana, aria fresca, sole*. Un antico proverbio dice: «Dove entra il sole, non entra il medico». L'azione dei raggi solari sulla pelle accresce la resistenza alle infezioni. Il sole ravviva la circolazione sanguigna, favorendo una migliore ossigenazione del sangue e la totale eliminazione dell'anidride carbonica. Prendere il sole con moderazione è consigliato alle persone depresse o affette da disturbi nervosi, aumenta l'appetito e migliora le funzioni digestive. I raggi solari hanno un effetto analgesico e trasformano la provitamina D, presente nella nostra epidermide, in vitamina D ad azione antirachitica.
- L'*acqua pura* è fonte di vita. L'idroterapia agisce efficacemente sulla pelle, sull'apparato circolatorio e sul sistema nervoso.
- L'*assenza di stress*, il buon umore, l'esercizio fisico e un atteggiamento positivo nei confronti della vita ci mantengono giovani e attivi.
- Gli alimenti naturali, coltivati in terreni adatti, prevengono le malattie cardiache.

Il terreno deve essere fertile e privo di fertilizzanti chimici. «Il risultato finale dell'agricoltura chimica è sempre la malattia: in primo luogo per il terreno, poi per la pianta, per l'animale e infine per l'uomo; ovunque si utilizzino prodotti chimici nell'agricoltura, le persone sono malate e indebolite. Attualmente si producono quindicimila tonnellate di veleni chimici diversi, riconducibili a ventiduemila denominazioni commerciali» (Peter Tompkins e Christopher Bird, *La vita segreta delle piante*). Il rapporto tra la nascita di bambini mentalmente ritardati e l'aumento di fertilizzanti e prodotti chimici tossici è spaventoso. Nel 1952 sono nati ventimila bambini mentalmente ritardati e nel 1958 sessantamila. Nei sei anni successivi, il loro numero è aumentato a centoventiseimila e nel 1968 a cinquecentomila. Secondo il dottor Rogers J. Williams, scopritore dell'acido pantotenico, direttore dell'Istituto di Biochimica della Fondazione Clayton del Texas e primo biochimico eletto presidente della Società Chimica Nordamericana, oggi negli Stati Uniti ogni otto bambini normali nasce un bambino affetto da ritardi mentali.

- I sette cereali fondamentali e integrali sono: frumento, riso, orzo, miglio, segale, avena e mais; combinati con i legumi forniscono proteine e costituiscono quindi un alimento completo.
- Una raccomandazione importante: prima di acquistare un alimento, leggiamo le etichette (su contenitori, pacchetti o lattine); in questo modo prenderemo poco a poco coscienza di quello che introduciamo nel nostro organismo.
- Tutto quello che ingeriamo si ripercuote direttamente e indirettamente sulla nostra salute.
- Gli alimenti integrali sono molto più sani di quelli elaborati.
- La principale condizione per un'alimentazione sana è una scelta adeguata di alimenti naturali.
- L'alimentazione può *ostacolare* o *favorire* il nostro sistema immunitario naturale, quindi un'alimentazione naturale può ritardare considerevolmente il deterioramento organico. Cambiando alimentazione, il nostro senso del gusto diventerà più sviluppato e il cervello imparerà ad apprezzare nuovi sapori.
- «L'eccesso di cibo, unito alla cattiva masticazione, apre le porte a tutta una serie di malattie».
- «È importante mangiare piano e masticare bene, affinché la saliva si impasti correttamente con l'alimento e i succhi gastrici entrino in azione».

- «L'alimentazione naturale, sotto forma di cibi crudi o cotti, fornisce all'organismo le sostanze necessarie per la salute del sangue e per contrastare le malattie».
- «Mangiare contemporaneamente cibi dolci e salati, oppure frutta e legumi (verdure incluse), produce fermentazione nello stomaco».
- Un antico proverbio indiano dice: «Dio dorme nel minerale, sogna nella pianta, si sveglia nell'animale e vive nell'uomo».
- «Da quello che mangiamo o non mangiamo e da come lo facciamo dipende la quasi totalità delle malattie».
- «Chi sta male non riesce a dare il meglio sul lavoro, con il rischio di crollo dell'economia».
- «In assenza di valori nutritivi fondamentali, le capacità mentali vengono danneggiate; l'attività mentale esige un'adeguata nutrizione».
- «Le buone relazioni con il prossimo hanno molto a che vedere con l'alimentazione».
- Gli alimenti ricchi di carboidrati semplici sono: miele, marmellate, datteri, prugne secche, succhi di frutta e uva.
- Gli alimenti ricchi di carboidrati complessi sono: riso, segale, quinoa, pasta, pane, legumi, patate e frutta secca.
- Gli alimenti ricchi di fibre sono: crusca e germi di grano, cavolfiore, cavolo, spinaci, carciofi, legumi, cereali integrali, ortaggi.
- Gli alimenti ricchi di proteine vegetali sono: cereali, legumi, soia, lenticchie, ceci, piselli, frutta secca, germe di grano e riso integrale.

Nota: Le percentuali degli elementi (vitamine, minerali, oligoelementi, proteine ecc.) di ogni alimento sono approssimative, perché dipendono dalla qualità del terreno, dal clima e dalla varietà della pianta.

Capitolo 1

Alimentazione sana

Consigli pratici

Sono le combinazioni degli elementi contenuti negli alimenti che producono benefici terapeutici o che al contrario danneggiano l'organismo. Per questo dobbiamo essere molto attenti nella scelta degli alimenti all'interno dei cicli secondo cui li consumiamo e tenere sempre presente che ogni essere umano è unico nel grande cerchio della vita; dobbiamo imparare a conoscere e ad ascoltare il nostro organismo per sapere che cosa ci fa bene e che cosa ci nuoce.

- Bere poca acqua durante i pasti, perché diluisce i succhi gastrici.
- Non ingerire alimenti troppo caldi né troppo freddi.
- Non esagerare con le salse, i condimenti e le spezie.
- Non abusare del sale comune.
- Per cucinare, utilizzare solamente oli vegetali (cartamo, oliva, girasole, sesamo, mais ecc.) e burro.
- Per dolcificare gli alimenti non abusare dello zucchero raffinato; utilizzare principalmente il miele, che contiene glucosio (zucchero naturale) ed è prodotto dalla natura. Il miele nutre il cervello e i

muscoli e per i bambini non esiste alimento più adatto allo sviluppo. Si possono utilizzare anche panela (zucchero integrale di canna biologico) e melassa.

- Ogni pasto deve contenere un piatto crudo.
- Le insalate sono fondamentali; vanno consumate come primo piatto poiché stimolano l'appetito, favoriscono la digestione ed evitano la sete durante il pasto.
- Non cuocere troppo le verdure; la cottura deve essere a fuoco lento e senza eccessiva acqua, per evitare la perdita delle proprietà.
- L'acqua di cottura non va buttata, ma si può utilizzare per le minestre.
- È consigliabile consumare prodotti di stagione, perché sono più abbondanti, costano meno, giungono a maturazione naturalmente e sono quelli di cui il nostro organismo ha bisogno in quel periodo dell'anno.
- È consigliabile variare gli alimenti giornalmente; in questo modo assimiliamo in quantità sufficiente tutte le sostanze nutritive equilibranti.
- Gli alimenti devono essere combinati tra loro in modo che gli elementi si compensino a vicenda; ad esempio, non mangiare insieme due piatti ricchi di amido come lenticchie e fagioli oppure ceci e piselli. Non utilizzare insieme più di due tipi di farine, più di due tipi di agrumi o più di due tipi di olio.
- Cercate di presentare i piatti in tavola in maniera attraente, tenendo in considerazione la combinazione dei colori, l'ordine in cui sono serviti ecc.
- Il momento del pasto è una cerimonia; mangiare in pace, senza turbamenti emotivi, è fondamentale per prevenire i disturbi della digestione.
- Non mangiare dopo uno shock emotivo: gli shock alterano la trasformazione degli alimenti.

- Gli ingredienti avanzati dalla preparazione di torte, dolci o salse di vario tipo non devono essere conservati in buste di plastica o lattine, perché si ossidano facilmente; si conservano bene nei barattoli di vetro o di plastica.
- L'odore sgradevole emanato dal cavolfiore e dal cavolo durante la cottura si annulla mettendo nell'acqua una fetta di pane.
- Per evitare la lacrimazione affettando la cipolla, tagliarla in un recipiente con dell'acqua.
- Per disinfettare gli ortaggi, la frutta e la verdura esistono metodi specifici:
  - *Per eliminare le uova di insetti è sufficiente una soluzione salina: un cucchiaio di sale in un litro d'acqua. Il sale scioglie lo strato di albumina che tiene attaccate le uova alle verdure, permettendo all'acqua corrente di staccarle.*
  - *Dopo averli lavati, mettete tuberi e frutti in uno scolapasta, passateli sotto l'acqua bollente, poi sotto l'acqua fredda, poi di nuovo sotto l'acqua bollente e fredda; in questo modo lo strato esterno verrà liberato dai germi, mentre l'interno rimarrà integro.*
  - *Tutti i batteri (della verdura e della frutta) possono essere eliminati anche mediante una soluzione di acido citrico alimentare (si compra in farmacia o nei negozi di prodotti enoagricoli). Ne occorrono sessanta grammi per un litro di acqua; si immergono gli ortaggi o le verdure per quindici minuti e infine si lavano in acqua corrente.*
  - *Nei succhi di verdure e di frutta per eliminare i germi basta aggiungere una quinta parte di succo di limone.*
- Consumare possibilmente alimenti freschi e naturali, di cui almeno il 50% allo stato crudo.
- Evitare alimenti che contengono additivi chimici come coloranti, conservanti e aromi; vanno altresì evitate le bibite gassate.
- Nei limiti del possibile, consumare alimenti integrali, evitando prodotti raffinati.

- Ridurre al minimo le combinazioni tra gli alimenti e soprattutto evitare le combinazioni scorrette.
- Ridurre al minimo il consumo di alimenti pesanti come i grassi, soprattutto di origine animale: carne, uova e formaggi.
- Assumere un 80% di alimenti alcalinizzanti: frutta e succhi di frutta, verdure crude e succhi di verdura, verdure cotte, mandorle e semi di sesamo.
- Alzarsi da tavola prima di raggiungere la sazietà, non sentirsi mai appesantiti dal troppo cibo.

Trucchi e segreti

- Non mescolare mai burro fuso e olio.
- I fagioli non devono mai essere consumati crudi: contengono fasina, una sostanza altamente tossica.
- Le foglie di rabarbaro e di carota sono tossiche.
- Ogni organismo ha le sue peculiarità; se qualche alimento non vi fa bene, evitatelo.
- Ricordiamo che, anche se smettiamo di consumare molti prodotti animali, tante tossine contenute in quelli che abbiamo consumato in precedenza rimangono nei nostri organi. Per facilitare la loro eliminazione, dobbiamo sapere che:
  - *Mangiando cipolle, elimineremo le tossine della carne.*
  - *Mangiando ravanelli, elimineremo le tossine del pesce.*
  - *Mangiando funghi (prataioli), elimineremo le tossine di uova e pollame.*
  - *Mangiando insalata, elimineremo le tossine dei formaggi.*
  - *Mangiando carote, elimineremo le tossine del maiale.*
- Alle persone di stomaco delicato si consiglia di mangiare legumi (fagioli, lenticchie, fave, ceci) sotto forma di purè.

- Le infusioni devono essere preparate in recipienti di vetro, porcellana o acciaio inossidabile, mai nell'alluminio.
- Le infusioni non si devono riscaldare.
- La barbabietola contiene ossalati e acido urico, quindi è sconsigliata alle persone che soffrono di calcoli renali e hanno livelli elevati di acido urico nel sangue.
- È consigliabile non mangiare spinaci assieme a latte o latticini: l'incompatibilità digestiva di ferro e calcio ne rende difficile l'assimilazione.
- Se, cucinandolo, un piatto risulta troppo grasso, riscaldiamolo per due minuti aggiungendo due foglie di insalata; togliendole, vedremo che il grasso in eccesso è rimasto sulle foglie.
- Per friggere senza che si formi schiuma mettiamo nel fondo della padella, sotto l'olio, delle foglie di lattuga.
- Se un piatto risulta troppo salato, aggiungiamo una rondella di patata e continuiamo la cottura.
- Per lavare le verdure, lasciarle a bagno in una bacinella con acqua fresca, aggiungendo un po' di aceto (3 cucchiaini) e un cucchiaio di sale. Poi, sciacquarle con cura.
- Per cucinare qualsiasi tipo di pasta, si può aggiungere un rametto di salvia: è la più profumata delle erbe.
- Il timo e il rosmarino sono ottimi per marinare.
- Le foglie di arancio e valeriana sono rilassanti.
- Per i disturbi ormonali e circolatori, bere 2 o 3 tazze al giorno di infuso di salvia.
- La carota contiene antiossidanti che ritardano l'invecchiamento della pelle.
- Per evitare le punture di zanzare, tenere in tasca o mettere vicino al cuscino semi di eucalipto leggermente pestati.

- Olio: si raccomanda di usare sempre olio fresco. Se non è possibile, nell'olio usato si possono friggere delle patate (a rondelle o a fettine) fino a farle diventare dorate (assorbiranno tutto l'odore e il sapore precedente); per evitare che l'olio schizzi, aggiungiamo anche una rondella di carota.
- Se il riso si brucia e acquista un sapore affumicato, aggiungere delle fette di pane e coprire la pentola; il pane assorbirà il cattivo sapore.
- Il porro depura l'intestino e rigenera la flora intestinale.
- La liquirizia, succhiata lentamente, cura l'acidità di stomaco e la cattiva digestione.
- Se rimane qualcosa in gola (una lisca di pesce ecc.), si possono mangiare una patata bollita o degli asparagi, masticandoli poco: aiutano l'eliminazione del corpo estraneo.
- La banana (a rondelle) è un potente antisettico, antiemorragico ed emolliente (va applicata sulla pelle irritata).
- Un infuso di foglie d'arancio calma le palpitazioni.
- Le foglie fresche di prezzemolo contengono apiolo, una sostanza attiva disinfiammante; strofinate sulle punture di insetti alleviano rapidamente il dolore.
- Per provocare insonnia: il caffè.
- Per facilitare il sonno: coriandolo e fico.
- Come lassativo in caso di stitichezza: la senna (manna).
- Come astringenti: guava, yucca, melagrana.
- Depurativi: coda cavallina, origano.
- Digestivi: aloe vera, ortica.
- Broncodilatatori: ravanello, eucalipto, calebasse (zucche allungate).
- Equilibranti: salvia, ruta.
- Ceci: il loro brodo scioglie i calcoli renali.

- Per una buona digestione: bere un bicchiere d'acqua tiepida a piccoli sorsi.

  (Vedi anche il capitolo *Alimenti e malattie*)

Che cosa mangiare

1. *Frutta*: di tutti i tipi, non solo bevuta in forma di succo ma soprattutto mangiata assieme ai semi, che vanno masticati (eccetto quelli amari).
2. *Cibi amidacei*: cereali, che devono essere integrali (farine incluse), e tuberi come patata, yucca, sedano rapa, igname e patata americana.
3. *Vegetali e ortaggi*: sia crudi che cotti; anche in succo. Questi tre gruppi (frutta, amidacei e vegetali), assunti integrali, forniscono tutti gli elementi nutritivi e l'energia necessaria.
4. *Leguminose*: fagioli, piselli, lenticchie, ceci ecc. Consentite, purché messe in ammollo (se secche), lavate o fresche e accompagnate da verdure a foglia larga.
5. *Semi oleaginosi*: mandorle, sesamo, girasole, noci, arachidi, nocciole, castagne, semi di lino ecc. È un gruppo molto importante.
6. *Acqua*: berne in quantità sufficiente (in base al fabbisogno di ogni organismo).

I saggi maestri d'Oriente consigliano: «Il tuo cibo sia facile da digerire, sufficiente per recuperare le energie, non eccitante, piccante, salato o speziato. Riempi metà dello stomaco di cibo, un quarto d'acqua e l'altro quarto lascialo vuoto».

Alimenti equilibrati

Il valore dell'alimentazione non va calcolato unicamente in calorie, ma anche in qualità, contenuto, grado di acidità e in base a quanto è naturale; se è possibile, limitare il consumo di alimenti animali.

Essendo una creatura naturale, l'essere umano metabolizza meglio gli alimenti naturali, freschi e puri, perché sono quelli di cui ha bisogno per riparare i tessuti e produrre l'energia necessaria al benessere del corpo.

Moderne abitudini alimentari negative

- Farina raffinata al posto della farina integrale.
- Alimenti cotti al posto di quelli crudi.
- Cibi che richiedono poca masticazione al posto di quelli che ne richiedono molta.
- Alimenti artificiali al posto di quelli naturali.
- Eccesso di proteine animali.
- Eccesso di grassi animali.
- Eccesso di sale (sodio).
- Cibi con conservanti chimici.
- Scarsità di vitamine e di ormoni vegetali (auxine).
- Scarsità di sali minerali.
- Scarsità di sostanze che stimolano le pareti intestinali.
- Scarsità di pigmenti vegetali verdi (clorofilla).

Che cosa fare

- Non mescolare mai pomodoro e limone.
- Eliminare la buccia del pomodoro; oltre a essere indigesta, vi si accumulano grandi quantità di prodotti chimici usati in agricoltura.
- Le banane verdi varietà Harton sono da evitare in quanto transgeniche; non così le varietà *topocho* e nana.
- Non mescolare frutti proteici come noci, arachidi ecc. con amidacei come pane, riso, piselli e ceci.
- Non mangiare contemporaneamente cibi dolci e salati.
- Non mangiare se non si ha fame.
- Benedire la terra, le mani che hanno preparato il cibo e ringraziare Dio.
- Consumare solo quello che richiede l'organismo, in base alla costituzione fisica e all'età.
- Non combinare gli alimenti in modo sbagliato (vedi la sezione *Combinazioni di alimenti*).
- Per dolcificare, preferire il miele.
- Non usare aceto (uccide i globuli rossi), ma sostituirlo con il limone.
- Mangiare cibi di stagione, integrali e privi di conservanti.
- Ortaggi, frutta e cereali ci forniscono tutto quello di cui abbiamo bisogno.
- Evitare i cibi fritti, non utilizzare mai l'olio due volte.
- Evitare bruschi cambiamenti di alimentazione.
- Dare molta importanza alle verdure crude, ricche di clorofilla e quindi di ossigeno.
- Mangiare molta frutta, ma lontano dai pasti; la frutta mangiata a fine pasto provoca fermentazione e flatulenza.

Alimenti disintossicanti

- Aglio, cipolla e porro, grazie ai loro composti sulfurei, proteggono il nostro organismo dalle tossine.
- Carote e pomodori, grazie all'alto contenuto di carotene, hanno proprietà anticancerogene.
- L'uva, grazie al contenuto tannico, è disintossicante (non è indicata per i diabetici).
- I carciofi, grazie al contenuto di silimarina, sono antiossidanti molto efficaci; si devono consumare freschi, altrimenti diventano tossici.
- Gli agrumi, per il contenuto di vitamina C.
- Gli infusi di boldo e senna eliminano le tossine.
- Il succo di papaya è un potente digestivo.

Il brodo di patata e cipolla (come unici ingredienti) è raccomandato soprattutto per i postumi di una sbornia e il mal di testa.

Combinazioni di alimenti

Il tubo digerente ha delle limitazioni enzimatiche che non si possono sottovalutare senza incorrere in indigestioni; quando si ingeriscono alimenti naturali poco affini tra loro, la digestione tende a essere più lenta e pesante.

I vegetali verdi si combinano bene tra loro, ma non devono essere mangiati assieme a frutta dolce e nemmeno a frutta acida (eccetto le oleaginose, come l'avocado). Le insalate possono essere accompagnate da alimenti proteici come frumento, mais, soia ecc., che contengono amido (e quindi devono essere masticati bene).

Non dobbiamo mescolare alimenti proteici, perché ognuno di essi richiede una diversa concentrazione enzimatica e livelli diversi di pH.

Tanto il professor N. Capo quanto il dottor Shelton avvertono che non bisogna consumare assieme varietà differenti di meloni (incluso il cocomero). Dice il dottor Shelton: «I meloni, o da soli o niente». Per quanto riguarda i dessert, aggiunge: «Dimenticateveli per sempre», perché in genere sono a base di frutta, che non è compatibile con le verdure.

Se si desidera mangiare della frutta, bisogna farlo come minimo mezz'ora prima dei pasti.

Ecco quindi una nuova condizione per il benessere che cerchiamo: una corretta combinazione di alimenti, le cui caratteristiche siano compatibili sia tra di loro sia in relazione al nostro organismo.

È importante conoscere i principi generali delle combinazioni degli alimenti. Gli esperimenti condotti dal dottor Arthur Cason hanno rivelato che combinazioni erronee provocano disagi, a partire dai fastidiosi gas intestinali fino a dolori fortissimi.

La combinazione peggiore è quella tra cereali e carne (con conseguente digestione incompleta); gli alimenti più difficili da combinare con altri sono gli amidacei, che in combinazione con carni, agrumi, frutta dolce e altri amidacei sono estremamente indigesti. Un'altra combinazione scorretta è il caffè con il latte.

Al contrario, gli amidacei si abbinano bene con gli ortaggi. I vegetali si abbinano con tutto, a eccezione della frutta.

Le leguminose in grani sono difficili da digerire, perché contengono amidi e proteine; in genere provocano disturbi alla digestione che si possono ovviare consumandole fresche. Quelle secche vanno lasciate in acqua tutta la notte e poi lavate bene (gettando l'acqua dell'ammollo). Si consumano accompagnate da foglie verdi (sedano, lattuga ecc.), i cui enzimi facilitano la digestione.

Si consiglia di non consumare durante lo stesso pasto fagioli e latte o latticini, perché sono incompatibili.

Esistono degli alimenti che non devono essere combinati con nessun altro: cocomero, melone e ananas.

Combinazioni corrette di frutti affini:

Per preparare un'insalata di frutta saporita e nutriente si consigliano i seguenti frutti, che si tollerano e si integrano tra loro: papaya, pitaya, mango, pera, fico, dattero, pesca, mela rossa, banana, annona, guanabana, cherimoya, guava dolce, nettarina, nespola comune o fico d'india, fichi fioroni maturati sull'albero e ciliegie fresche. Tra quelli elencati se ne possono scegliere cinque, anche se la cosa migliore è limitarsi a un solo tipo alla volta.

Non combinare: frutta con verdura; proteine con cereali e amidacei; proteine con farinacei; farinacei con cereali.

Regole per l'utilizzo dei grassi

È preferibile l'uso di grassi liquidi al posto di quelli solidi. Per quanto riguarda gli oli, preferite quelli meno saturi, cioè gli oli vegetali puri. Questo non solo perché si trasformano velocemente nel corpo, ma anche perché contengono gliceridi formati da acidi grassi insaturi, ricchi di vitamine. Sono di grande efficacia come sostanza calorica nel metabolismo dei grassi (vitamina F).

Tutti i grassi animali si accumulano con facilità nel corpo (obesità); per questo non vanno consumati da soli, ma accompagnati da olio naturale. Se non rispettiamo questa regola, prepariamo il terreno a malattie epatiche, disturbi delle vie biliari e tumori benigni o maligni. Gli acidi grassi insaturi agiscono invece da barriera contro il cancro.

L'estrazione dell'olio mediante solventi, il trattamento con decoloranti, la deodorazione dei grassi e la loro solidificazione artificiale... tutti questi procedimenti rendono l'olio ricchissimo di calorie, privandolo dei principi attivi necessari per metabolizzare i grassi.

Quindi, in un'alimentazione sana i grassi sono ammessi, ma useremo solo quelli nutritivi depurati con processi naturali.

L'olio migliore che ci offre il regno vegetale è quello di semi di cereali, il cui contenuto di sostanze biologiche è dieci volte superiore a quello dell'olio di semi; contiene inoltre tutte le sostanze attive liposolubili in concentrazione più elevata, soprattutto le vitamine F ed E, essenziali per la metabolizzazione dei grassi.

Oggi si utilizzano molto l'olio di lino, di girasole ecc. spremuti a freddo; l'olio deve essere contenuto in recipienti metallici o bottiglie di vetro scuro, perché se esposta all'aria, alla luce e al calore la vitamina F si trasforma da sostanza biologicamente attiva in sostanza morta (Arcesio Jaramillo, *La medicina del siglo* XXI. *Curaciones naturales*).

Il colesterolo

È uno steroide presente in tutti i tessuti animali; non è un grasso, anche se ha alcune proprietà affini. Una percentuale minima di colesterolo non è nociva, ma a livelli elevati è dannoso e provoca rischio di attacchi cardiaci. Il colesterolo è presente in molti alimenti ed è prodotto dall'organismo stesso, che lo costruisce dagli alimenti ad alto contenuto di acidi grassi saturi. Per ridurre il livello di colesterolo nel sangue bisogna diminuire il consumo di cervella, caviale, formaggio, cioccolato, uova, cuore, reni, fegato, animelle, crostacei (granchi e aragoste), burro, panna, strutto e grassi animali.

Alimenti che aumentano il livello di colesterolo:
Uova, maionese, salse a base di uova, prodotti da forno, gelati, interiora (fegato, reni ecc.), carni grasse, insaccati, latticini grassi, panna, frutti di mare, cioccolato.

Il consumo eccessivo di grassi aumenta:

- Il rischio di contrarre una malattia cardiaca.
- La pressione sanguigna.
- Il rischio di danni cerebrali.

- Il livello di colesterolo nel sangue.
- Il loro accumulo nelle arterie, danneggiando di conseguenza la circolazione del sangue.

Olio d'oliva

Previene le malattie cardiache e il cancro.

L'olio d'oliva è eccellente per curare ulcere e ustioni. Allevia l'acidità di stomaco e le difficoltà di digestione, scioglie i calcoli biliari e attenua il dolore causato dalla dentizione nei bambini (strofinando l'olio sulle gengive irritate). Previene la comparsa delle smagliature in gravidanza. È consigliato ai malati di cuore. Contiene colina, flavonoidi, acido oleanolico e eritrodiolo, sostanze chimiche che combattono il colesterolo e abbassano la pressione sanguigna. Contiene inoltre sostanze chimiche che ritardano l'invecchiamento e prevengono il cancro; infine, ha effetti lassativi. È usato da più di quattromila anni.

Contiene inoltre potenti agenti di prevenzione di altre malattie cardiache, perché agisce come anticoagulante.

A Milano, un'équipe di medici ha prescritto da quattro a cinque cucchiai al giorno d'olio d'oliva ai pazienti operati al cuore, come parte della terapia post-operatoria. Nel giro di sei mesi i pazienti hanno mostrato un miglioramento dei valori degli esami del sangue, riducendo in questo modo la possibilità futura di attacchi cardiaci e infarti.

Capitolo 2

Proteine, vitamine, minerali, oligoelementi e fibre

Per vivere bene, condurre una vita sana e sviluppare le sue capacità, l'essere umano ha bisogno di sostanze chiamate proteine, vitamine, minerali, oligoelementi e fibre.

Vediamone alcune, spiegando che cosa sono e a che cosa servono.

PROTEINE

L'organismo fabbrica le proprie proteine a partire dagli amminoacidi delle sostanze ingerite. Le proteine sono essenziali per la crescita, la formazione dei tessuti e il metabolismo degli alimenti. Sono costituite da lunghe catene di amminoacidi, di cui ventidue si trovano nel corpo umano. Tutti gli amminoacidi contengono azoto; otto servono per produrre le proteine degli adulti e dieci quelle dei bambini. Dato che il nostro corpo non può produrli da solo, gli amminoacidi devono essere ricavati dagli alimenti che ingeriamo. Vengono pertanto definiti *essenziali* e servono a costruire o sostituire le cellule del corpo. Sono collegati alla produzione di collagene nell'epidermide e sono quindi necessari a una solida struttura dei tessuti.

Le proteine sono fondamentali per la crescita e la ricostruzione dei tessuti danneggiati; sono inoltre indispensabili per la produzione di alcuni enzimi.

Se assumiamo poche proteine, i tessuti subiscono dei danni. Se al contrario ne assumiamo in eccesso, le proteine si trasformano in grassi, aumentando il rischio di osteoporosi causata dalla perdita di calcio e costringendo a un superlavoro fegato e reni.

VITAMINE

Sono sostanze organiche di cui il nostro organismo ha bisogno per vivere. Si dividono in due gruppi:

Liposolubili (che si sciolgono nel grasso) e *idrosolubili* (che si sciolgono in acqua).

Liposolubili: vitamine A, D, E, K, F e altre.

Idrosolubili: vitamina C e vitamine del complesso B.

Dosi giornaliere raccomandate, espresse in UI (Unità Internazionali)

	Vitamina G	Vitamina A	Vitamina B	Vitamina C	Vitamina D
Uomini	5.000	650	1.500	600	850
Donne	5.000	500	1.500	600	850
Donne in gravidanza	7.500	665	2.500	800	1.000
Bambini/e	3.500	350	1.200	700	600

(Da N. Saha, *Cura por los jugos naturales. Zumoterapia*)

Vitamina A

Favorisce la crescita dei bambini e degli adolescenti. Contribuisce alla crescita regolare e alla formazione dei denti; previene la cecità notturna e le infezioni respiratorie; stimola la cicatrizzazione delle ferite; previene i disturbi della digestione (ortaggi verdi e gialli) e gli sfoghi improvvisi (foglie di bietola, cicoria, prezzemolo). Rafforza inoltre le difese immunitarie (carote, spinaci, aglio, patate americane, rapa verde, cocomero, barbabietole, cavoli, lattuga, piselli, pomodori, zucca, banane, ciliegie, prugne, lamponi, prezzemolo, cavolfiore, dente di leone, peperoni rossi, pesche, avocado, papaya, ananas, mais, carciofi, limoni, bietola, fagiolini, albicocche e altri).

Vitamina B_1 (tiamina)

Favorisce la digestione e l'assimilazione degli alimenti. Ne hanno particolarmente bisogno le donne gravide, i lattanti e i bambini.
Si trova nei fagioli di soia, nelle carote, in aglio, piselli, ceci, fave, barbabietole, cavoli, cavolfiori, lattuga, patate, ravanelli, pomodori, mele, banane, uva, agrumi, lievito di birra, germe di grano, frumento, orzo, carciofi, nocciole, fagioli, verdure a foglia, frutta secca, segale, crusca di riso, malto, arance, spinaci, castagne, latte, prugne, fichi, albicocche, pere, mandorle, noci, tutti i legumi, mais, riso, avena e altri.
La sua carenza provoca debolezza muscolare, stanchezza, problemi di digestione, perdita di appetito, irritabilità, stitichezza, beriberi e insufficienza cardiaca.

Vitamina B_2 (riboflavina)

Si trova nel latte, nei cavoli, nei cetrioli, in rape, mele, banane, foglie di menta, pere, agrumi, cipolle, datteri, uva, prugne, piselli, fave, ceci, pane integrale, cereali germinati, lievito, lenticchie, carciofi, patate, verdure a foglia, germe di grano, legumi, semi, castagne, asparagi, noci e mandorle.
La sua carenza causa debolezza oculare, infiammazioni della pelle e delle mucose, stomatite, mal di testa, mancanza di appetito, disturbi cardiaci e problemi digestivi.

Vitamina B_3 (niacina, nicotinamide)

La sua carenza causa fatica muscolare, pellagra. È essenziale per una pelle sana e per il tratto digerente.
Le sue principali fonti sono: cereali integrali, germe di grano, lievito, soia, spinaci, arachidi, legumi, verdure a foglia, frumento, funghi prataioli, pomodori, semi di cotone e piselli.

Vitamina B_6 (piridossina)

Essenziale nella metabolizzazione delle proteine, neutralizza livelli troppo alti o troppo bassi di zucchero nel sangue e previene la ritenzione idrica; fa bene al fegato, al sistema nervoso, alla pelle e ai denti; previene gli spasmi muscolari e stabilizza le emozioni.
Si trova nel lievito di birra, nelle verdure a foglia, avocado, arachidi, banane, carote, cavoli, pesche e altri.

Vitamina B_{12} (cianocobalamina)

La sua carenza si manifesta come anemia perniciosa (diminuzione del numero di globuli rossi) e degenerazione del midollo spinale.
Si trova nel lievito di birra, germe di grano, soia, alghe, arachidi e altri.

Vitamina C

Stimola la crescita, aumenta le difese immunitarie, favorisce lo sviluppo di ossa e denti.
Si trova in aglio, papaya, cavolo, piselli, pomodori, rape, lamponi, fragole, cocomero, menta sativa, agrumi, barbabietole, carote, cetrioli, cipolla, patate, ravanelli, mele, pesche, peperoni, prezzemolo, ribes, cavolfiori, crescione, limoni, arance, banane, more, spinaci, lattuga, latte, asparagi verdi, guava, nespole, anacardi, kiwi, araza, ibisco.

Vitamina D

Interviene nella formazione di ossa e tessuti ed è essenziale alla formazione di calcio nello scheletro. È una vitamina solare, la sua fonte è la luce naturale.
Si trova nel germe di grano, in piselli, spinaci, crescione, lattuga, sedano, prezzemolo e rape.

Vitamina E

È la vitamina della riproduzione, della fecondità e della giovinezza, perché antiossidante.
Si trova in mais, arachidi, riso, crescione, lattuga, latte, formaggi, germe di grano, olio d'oliva e di soia, ortaggi verdi, mandorle, noci e altri.

Vitamina K

Ha note proprietà antiemorragiche.
Si trova nelle carote, nei pomodori, nella soia, nell'orzo, riso integrale, spinaci, alfalfa, verdure, semi di lino e altri.

MINERALI

I sali minerali sono indispensabili per la nostra salute. La loro importanza è rimasta sconosciuta finché Raulin, allievo di Pasteur, non ha creato la scuola degli oligoelementi, riconoscendo nei sali minerali elementi indispensabili per il perfetto equilibrio dell'organismo. Oggi l'elenco di sali minerali e oligoelementi è in continua crescita. Un'alimentazione ricca di verdure, cereali integrali e frutta assicura il corretto apporto di minerali richiesti dall'organismo.

I principali minerali essenziali per il nostro organismo sono: calcio, fosforo, potassio, zolfo, sodio, cloro, magnesio, rame, cobalto, fluoro, silicio e zinco.

Calcio

È il più importante dei minerali. Rappresenta circa il 2% del peso medio corporeo.
Si trova nel latte, nei formaggi, in fichi, cavoli, arance, cavolfiori, limoni, cipolle, pesche, spinaci, prugne, carote e in generale nelle verdure, come pure in ananas, cocco, mandorle, sesamo (semi), alfalfa (steli), dente di leone, semi di lino, piantaggine, camomilla, gombo (tenero), sagù, crescione, lattuga.
La sua carenza provoca decalcificazione, artrosi, rachitismo, alto rischio di carie, disturbi del sistema nervoso, predisposizione alle infezioni.

Cloro

Viene assimilato in associazione con il sodio, come cloruro di sodio. Costituisce l'ambiente acido della digestione nello stomaco. È importante per il sangue e si trova persino nelle lacrime e nel sudore.
La sua carenza provoca disidratazione e alterazioni nei succhi gastrici.
Si trova fondamentalmente nei liquidi extracellulari, con una maggiore concentrazione nel liquido cefalorachidiano.
Si trova in lattuga, carote, spinaci, asparagi, ravanelli, barbabietole, lenticchie, formaggi, frumento integrale, avena e segale.

Ferro

Fa parte dell'emoglobina e interviene nell'assimilazione delle sostanze nutritive. È un elemento essenziale: ha funzioni catalizzatrici e trasporta l'ossigeno.
La sua carenza è causa di anemia, affaticamento e infezioni. Per molti esperti, la sua carenza favorisce la formazione del cancro. Il suo eccesso provoca emocromatosi, una malattia poco comune che si manifesta come cirrosi epatica, diabete e una caratteristica pigmentazione cutanea.
Si trova in ravanelli, banane, cereali integrali, fagioli, lenticchie, cipolle, carote, melassa, arachidi, guava, crusca di frumento, spinaci, more, borojo, tamarindo, mele, olive, ciliegie, fragole, ribes, lattuga, uva passa, cetrioli, barbabietole, cavoli, pompelmo, frumento e uva.

Fluoro

Si trova in avena, spinaci, cipolle, aglio, barbabietole, mele.

Fosforo

Gli antichi fisiologi dicevano che senza il fosforo non esiste il pensiero. Dopo il calcio, è il sale minerale più diffuso nel corpo. Interviene nella formazione dei denti e delle ossa, nel metabolismo osseo, del calcio e degli zuccheri, nella ricostruzione delle pareti cellulari, nella produzione di energia e nelle attività dei nervi e dei muscoli.
La sua carenza causa rachitismo, debolezza muscolare, disturbi nervosi e diminuzione dell'attività cerebrale.

Si trova soprattutto in grano, broccoli, asparagi, rape, arachidi, lievito di birra, lenticchie, riso, burro, formaggi stagionati, pane integrale, fagioli, patate, avena, orzo, cereali integrali, mandorle, noci, cocco, papaya, ceci, latte, formaggi, cipolle, ravanelli, cetrioli, cavolfiori, cavoli, lattuga, mele, aglio, arance, pere, uva, ciliegie, prugne, melanzane, soia e panela.

Iodio

Importante per la funzione tiroidea, che regola il metabolismo cellulare. Lo iodio si trova in piccole quantità nella tiroide e nel plasma. In medicina è utilizzato come antireumatico e depuratore del sangue.
La sua assenza provoca disturbi cardiaci e diminuzione dell'attività fisica e intellettuale.
Si trova in carciofi, fave, lattuga, grano, crescione, cavolo, spinaci, carote, soia, rape, pere, ravanelli, aglio, cipolle, achiote, pomodori, melagrana, cocomero, uva nera, mela verde, patate, alghe marine, ananas, feijoa, mele, spinaci, buccia di patate, fragole, funghi e barbabietole.

Magnesio

Presente nella materia grigia del sistema nervoso. Interviene nel metabolismo di proteine, zuccheri e vitamine, è coinvolto nella replicazione di DNA e RNA, regola l'equilibrio acido-alcalino dell'organismo. È inoltre basilare per la crescita, la rapidità di riflessi e la resistenza fisica.
Assieme al calcio e al fosforo, è presente nelle ossa e nei denti. Associato al potassio, svolge un ruolo importante nella fecondazione. Influisce sensibilmente sui cambiamenti di alimentazione.
La sua assenza causa esaurimento mentale, fisico, sessuale e muscolare, eccitazione nervosa, problemi cutanei, obesità, reumatismi, ipertensione, malnutrizione, colite, stitichezza e tachicardia.
Si trova in verdure, cocco, avena, datteri, spinaci, patate americane, carciofi, sedano, aglio, crescione, melanzane, cipolle, carote, broccoli, cetrioli, cacao, ananas, mango, nespole, fichi secchi, banane, soia, semi oleaginosi, prugne, patate, pane integrale, germe di frumento, mandorle, noccioline americane, noci, nocciole, arachidi e prezzemolo.

Manganese

Fondamentale nella produzione degli ormoni sessuali e dell'emoglobina, nel metabolismo delle vitamine B ed E, dei grassi e dei carboidrati, nella biosintesi del collagene e dell'albumina del tessuto connettivo. Assieme allo zinco e al rame, rafforza il sistema immunitario.
Si trova in aglio, sedano, crescione, broccolo, cavolfiore, cavolo, spinaci, lattuga, cipolla, asparago, carota, mandorle, noci, cocco, prezzemolo, alfalfa e altri.

Potassio

Gli alimenti ricchi di potassio sono soprattutto diuretici. Il potassio esercita una potente azione disidratante, perché provoca un'abbondante eliminazione di sodio e dunque di acqua. Si trova principalmente nei liquidi corporei liberi, incluso il sangue, nelle cellule dei tessuti e particolarmente nelle cartilagini e muscoli; di qui la sua importanza per l'attività muscolare.
La sua carenza provoca pellagra, scorbuto ed epilessia. Il potassio influisce anche sui cambiamenti di alimentazione: malnutrizione, dimagrimento, perdita di appetito, digestione lenta, stitichezza ecc.
Interviene nell'attività muscolare, nella stimolazione del sistema nervoso e nella formazione dei tessuti.
Si trova in aglio, sedano, patata, cavolo, cavolfiore, melanzana, lattuga, rapa, crescione, carciofo, broccolo, cetriolo, prezzemolo, spinaci, datteri, uva, fragole, fichi secchi, lenticchie, crusca, asparagi, pomodoro, ravanello, mora, carota, arance, frumento integrale, banana, mela e altri.

Rame

Partecipa alla formazione di ossa, denti, articolazioni e tessuti; interviene nei meccanismi di regolazione della temperatura corporea e della colorazione dei capelli.
Assieme allo zinco, è fondamentale per il sistema immunitario e favorisce le funzioni di assorbimento intestinale.
Si trova in sedano, cavolo, cavolfiore, broccoli e altri.

Silicio

È fondamentale per la formazione delle ossa e dei denti, per l'elasticità di legamenti e tessuto connettivo, nonché per il metabolismo delle vitamine A e D.
La sua assenza causa osteoporosi, decalcificazione, fratture, ritardo della crescita infantile, cattiva visione notturna.
Si trova in aglio, cipolla, carciofi, porro, cavolfiore, cavolo, asparago, spinaci, cetriolo, avena, orzo, cereali integrali, lenticchie, segale, fragole, noci, lattuga, fichi, carote, verdure, mandorle, cocco, pesche, ciliegie e altri.

Sodio

Interviene nell'equilibrio Na-K delle cellule. Importante per la tensione e il rilassamento muscolare e per il battito cardiaco. La sua carenza causa debolezza, affaticamento, spasmi muscolari, perdita di appetito, disidratazione, diarrea. Per molti fisiologi, il sodio è il più importante tra gli elementi minerali. L'organismo lo assimila sotto forma di sale da tavola o cloruro di sodio, attraverso vari alimenti. È di facile assorbimento. Sia l'eccesso di sodio che la sua carenza sono dannosi.
La sua carenza provoca disidratazione, debolezza, affaticamento, perdita di appetito, nausea, spasmi muscolari, diminuzione del rendimento sul lavoro. Si trova in olive, carciofi, lattuga, spinaci, zucca, asparagi, cipolla, cavolo, porro, pomodoro, carota, fichi secchi, mandorle, fragole, pesche, latte, lenticchie, mele, noci, ravanelli, cetrioli, sale comune, pane integrale, burro, legumi, verdure, pere, uva, cocco, formaggio, alghe marine, aglio, sedano e altri.

Zinco

È un minerale essenziale che si trova nel pancreas e interviene nella formazione dei globuli del sangue. Assieme a rame e manganese, è importante per il sistema immunitario. Si dimostra utile per il metabolismo delle proteine, dei fosfati e della vitamina B_1; partecipa inoltre alla replicazione del DNA e allo sviluppo degli organi riproduttivi. Agisce contro diarrea, sterilità, debolezza generale, tremori, ritardo nella cicatrizzazione, alopecia, fotofobia, colite ulcerosa. Si trova in spinaci, cavolfiore, cavolo, lattuga, pomodori, carote, grano, semi di zucca e altri.

Zolfo

Il suo ruolo principale è quello di depuratore e disintossicante dell'organismo. È usato in medicina per curare i reumatismi, l'artrite, l'arteriosclerosi e disturbi epato-biliari. È presente in tutte le cellule assieme alle proteine e circola nel sangue in piccole quantità sotto forma di solfati. Si trova in nocciole, frutta secca, farina di avena, fagioli, lenticchie, aglio, crescione, patate, latte, cavoli, ravanelli, cipolle, prugne, fichi, carote e cavolfiori.

La sua carenza predispone a infezioni intestinali, reumatismi, arteriosclerosi, gotta e disturbi epato-biliari. Lo zolfo è fondamentale per i tessuti epidermici. La cheratina, grande protettrice dei capelli e della pelle, è ricca di zolfo.

Esistono inoltre molti altri minerali che, benché utilizzati in quantità molto piccole, sono fondamentali per il nostro organismo: nichel, silice, bromo, alluminio, bario, cesio, cromo, piombo, stronzio, stagno, molibdeno, rubidio e vanadio.

Fabbisogno giornaliero di minerali:

Calcio: lattanti, 0,4-0,6 grammi. Bambini da 1 a 10 anni, 0,7-1 grammi. Ragazzi da 10 a 18 anni, 1,2 -1,4 grammi. Adulti, 0,8 grammi. Donne in gravidanza, 1,3 grammi.

Ferro: uomini, 10 milligrammi. Donne, 15 milligrammi.

Cloro: da 5 a 10 milligrammi, in forma di cloruro di sodio.

Zolfo: 2 milligrammi.

Fosforo: adulti, 1,5 grammi. Bambini in fase di sviluppo, 2-2,5 grammi.

Magnesio: 0,2-0,3 grammi.

Iodio: 0,120 milligrammi.

Potassio: 0,0005% del peso corporeo.

Sodio: 7-10 grammi.

OLIGOELEMENTI

Si tratta di elementi minerali indispensabili per la salute in piccolissime quantità; molti di loro formano parte di alcuni enzimi o fermenti. Tra gli oligoelementi troviamo: manganese, silicio, cobalto, rame, zolfo, zinco, molibdeno, iodio, vanadio, cromo, fluoro, nichel e selenio, tutti presenti in un'alimentazione equilibrata.

Il selenio si trova nella rapa, nell'aglio, nella bietola, in prezzemolo, carota, ravanello, radice di zenzero, arancia e altri.

Lo zinco nel cavolo, in fagioli, lenticchie, mais, soia, radice di zenzero, prezzemolo, carota, aglio, noci, cocco e altri.

Il molibdeno in cavolfiore, spinaci, aglio e altri.

Enzimi: sono sostanze di natura proteica che accrescono e accelerano le reazioni chimiche dell'organismo.

FIBRE

Parlando di sane abitudini alimentari, dobbiamo considerare anche l'importanza che il consumo quotidiano di fibre vegetali ha per l'organismo. La fibra vegetale è una cellulosa presente negli elementi vegetali, non è digeribile, ma è fondamentale per il nostro processo alimentare. Si trova in frutta, cereali e verdure.

Le fibre lubrificano l'intestino, facilitano e accelerano la digestione e durante il loro passaggio attraverso l'organismo asportano grassi e liquidi dannosi.

L'assenza di fibre, che vengono distrutte nel processo di raffinazione di un prodotto, provoca un sensibile aumento di rischio del cancro al colon, di malattie coronariche, appendicite, flebite e obesità.

Si trovano prevalentemente nei cereali allo stato integrale, nella buccia e nella polpa di alcuni frutti. Ingerite assieme alle sostanze nutritive, non vengono demolite dai succhi gastrici né trasformate da acidi, sali biliari o succhi pancreatici. La loro funzione è quella di depurare tutti gli angoli del tratto digerente asportando le particelle fecali e impedendo che queste si fermino nei diverticoli, creando residui altamente nocivi per l'organismo.

Un semplice parallelo tra comunità con differenti abitudini alimentari rivela che un consumo minimo di fibre (bastano 25 grammi al giorno) previene diverticoliti, appendiciti ecc. In alcune popolazioni africane, ad esempio, tra l'ingestione degli alimenti e l'espulsione della materia fecale non trascorrono più di ventiquattro ore. In alcune popolazioni occidentali, invece, questo processo può richiedere da alcuni giorni a due settimane. Ciò è dovuto al fatto che, mentre i primi consumano alimenti con alto contenuto di fibre vegetali, gli occidentali assumono alimenti chimicamente e meccanicamente raffinati, nei quali sono andate perdute gran parte delle condizioni naturali. Questi vengono infatti rielaborati in alimenti più dolci e gradevoli al palato, ma impoveriti e trasformati in sostanze tossiche non assimilabili dall'organismo. A ragione si dice che il male chiamato progresso ha un alto prezzo che si paga in termini di minor salute. Consumare fibre favorisce dunque un migliore stato di salute perché esse:

- Aiutano a sentirsi sazi e a ridurre l'appetito.
- Riducono il rischio di infezioni gastriche e intestinali, calcoli biliari, varici e ingrossamento dell'appendice.
- Contribuiscono a ridurre la quantità di grasso assorbita dall'organismo.
- Prevengono la stitichezza.
- Assorbono tossine e veleni.
- Il cibo ricco di fibre richiede una maggiore masticazione, perciò arriva allo stomaco in condizioni migliori per la digestione.

Alimenti ricchi di fibre:

Pane integrale, pasta integrale, frumento integrale, fiocchi d'avena e cereali ricchi di crusca, frutta e verdura fresche, noci, legumi, patate con la buccia.

Un eccesso di fibre provoca gas intestinali e disturbi addominali.

Capitolo 3

Alimenti sconsigliati

In questo capitolo esamineremo i danni rappresentati da alcuni alimenti per la salute dei bambini e degli adulti.

Alimenti pericolosi per i bambini

- *Cereali raffinati*: la maggioranza contiene il 50% di zuccheri.
- *Bevande gassate*: contengono zucchero raffinato, coloranti e aromi artificiali; alcune contengono caffeina, acido fosforico e altri ingredienti pericolosi.
- *Cioccolato*: impedisce l'assorbimento dei minerali, interferisce con il metabolismo del calcio e danneggia il fegato.
- *Dolciumi*: sono prodotti raffinati che danneggiano la salute del bambino.
- *Condimenti*: l'alimentazione dei bambini deve essere priva di qualunque tipo di condimenti e spezie.
- *Caffè*: non bisogna darlo ai bambini; la caffeina è una sostanza psicoattiva.

- *Strutto*: (grasso di maiale) è materia purulenta.
- *Uova*: sono grasso, acqua e mangimi chimici (un pollo viene allevato e messo sul mercato in soli trentasei giorni).

OLIO, BURRO E GRASSI SATURI

Gran parte della nostra energia proviene dal grasso che ingeriamo; una piccola quantità di grassi è una parte essenziale dell'alimentazione, ma la maggioranza delle persone ne consuma troppi. Tutti i grassi contengono la stessa quantità di calorie e fanno ingrassare allo stesso modo. Sono infatti formati dallo stesso tipo fondamentale di acidi grassi: saturi, insaturi e polinsaturi. La differenza consiste nella proporzione in cui si presentano i grassi saturi e polinsaturi: i termini dipendono dunque dal tipo predominante di acido grasso. I grassi saturi provocano maggiori disturbi e provengono in genere dal regno animale sotto forma di carne, latte e latticini.

«Dato che l'organismo umano non digerisce in modo adeguato i grassi saturi, questi tendono a permanere nel sangue per lunghi periodi; con il tempo aderiscono alla parete interna dei vasi sanguigni diventando così causa di arteriosclerosi, ossia un restringimento che può provocare ipertensione, malattie cardiache o danni cerebrali. A lungo termine e come risultato dell'eccesso di grassi saturi, possono manifestarsi malattie di vario tipo come la gotta o il diabete».

I grassi meno saturi o insaturi sono in generale grassi liquidi o oli facilmente presenti negli oli di origine vegetale o nelle piante oleaginose.

I grassi presenti nell'organismo provengono da due fonti: l'alimentazione e la sintesi effettuata dal corpo stesso. Il colesterolo può essere elaborato nell'organismo stesso. È importante sapere in che modo è stato estratto il lipide (olio) che consumiamo, perché ci sono molte qualità di olio, tra cui alcune buone e altre peggiori; le qualità buone sono poche.

L'eccesso di grassi provoca:

- *Arteriosclerosi*: quando una sostanza molto comune nei grassi animali e negli oli solidificati, il colesterolo, comincia a produrre indurimento e ostruzione delle pareti arteriose, che perdono la loro elasticità.
- *Problemi di digestione*: l'eccesso di grassi danneggia il buon funzionamento del sistema digerente. Si possono produrre indigestioni, irritazioni, dispepsia e diarrea.
- *Obesità*: il grasso fornisce calorie in eccesso; ogni grammo produce nove calorie: più del doppio di quelle dei carboidrati.
- *Problemi a reni, fegato, cuore e altri organi*: l'eccesso di grassi si deposita attorno agli organi ostacolando le loro funzioni. Il cuore è l'organo che ne soffre maggiormente, dovendo lavorare di più perché oppresso dal grasso che lo avvolge.
- *Problemi circolatori*: tutta la classe di grassi saturi e insaturi (burro e oli) provoca l'adesione tra loro dei globuli rossi, che faticano a scorrere nei capillari.
- *Diminuzione della resistenza alle infezioni*: i grassi polinsaturi contribuiscono a inibire la capacità dei globuli bianchi di far fronte alle infezioni.

Come differenziare l'olio in base alle sue qualità?

Ci sono vari metodi di estrazione dell'olio vegetale, ma il più salutare è quello a freddo e senza refrigerazione. Un altro metodo è quello di portare il materiale a una temperatura tra i 200 e 250 gradi e poi pressarlo; questo metodo è chiamato *expeller* e offre un'elevata resa industriale, ma non estrae il cento per cento dell'olio. L'olio estratto in questo modo può essere raffinato o no.

Il terzo metodo, che offre un'elevata resa industriale ma che è il più dannoso per la salute, è l'estrazione con solventi. Il materiale viene frantumato, scaldato al vapore e infine trattato con solventi derivati dal petrolio (pentano, eptano, exano e ottano) o sintetici (tricloroetilene). I residui vengono separati mediante filtraggi, poi si passa alla separazione del solvente e il risultato è un olio "puro", secondo i produttori.

Essi infatti assicurano che la percentuale di solvente che rimane nell'olio è irrilevante. Ciononondimeno, dobbiamo sottolineare che nessuna quantità di petrolio deve essere ingerita dall'organismo, perché il suo accumulo può provocare il cancro. A parte ciò, la cosa più pericolosa è il riscaldamento che l'olio subisce in cucina: l'olio non deve essere usato più di una volta.

L'olio estratto a freddo e non raffinato è ricco di vitamine A, D, E e K, lecitina, iodio e altri preziosi minerali.

Una volta aperto, l'olio (spremuto a freddo) va conservato in frigorifero, per evitare che irrancidisca.

L'olio NON si deve mai riusare (per lo meno a scopo alimentare). Il dottor Rafael García scrive: «Gli studi rivelano un'evidente correlazione tra l'ingestione di lipidi (grassi) di origine animale e l'infarto o il cancro: per esempio, quelli che si trovano nella carne e nella parte grassa del latte. Il consumo di olio vegetale industriale è in relazione con il cancro, ma non con l'infarto».

Altri tipi di olio

Gli oli vegetali sono: sesamo, soia, oliva, mais, germe di grano e girasole.

- *Olio di avocado*: uso esterno come balsamo per la pelle e per i capelli.
- *Olio di mandorle*: uso esterno come cura per la cute.
- *Olio di cartamo*: per usi cosmetici.
- *Olio di ricino*: lassativo e curativo per le emorroidi. Si utilizza come purgante, è un rimedio efficace contro le infezioni acute del canale gastrointestinale, elimina le verruche ed è ideale contro le ulcere cutanee. Ammorbidisce la pelle, viene utilizzato per maschere del viso, creme da notte e rossetti.

- *Olio di cocco*: ricco di proprietà protettive per la pelle e idratante.
- *Olio di eucalipto*: indicato nei casi di bronchite, asma, infezioni alla gola, sinusite.
- *Olio di germe di grano*: commestibile, è usato anche a fini cosmetici (si dice che sia la miglior fonte di vitamina E); pressato a freddo è energizzante, stimola la circolazione, previene l'invecchiamento e le rughe, abbassa il colesterolo e i trigliceridi.
- *Olio di limone*: utilizzato per pulire.
- *Olio di arachidi*: commestibile, ma usato anche a fini cosmetici.
- *Olio di camomilla*: efficace per la pelle secca e invecchiata, struccante e detergente della pelle.
- *Olio di enotera*: è uno degli oli più costosi (i semi si raccolgono solo ogni due anni). Contiene acido gamma-linoleico, che agisce sulla membrana e sulla struttura cellulare a supporto delle prostaglandine, le quali regolano gli estrogeni, la prolattina e il progesterone. Favorisce anche l'inibizione dell'aggregazione piastrinica, la vasodilatazione e il rilascio di neurotrasmettitori cerebrali; per questo motivo è utilizzato nel trattamento della sindrome premestruale e nei disturbi cutanei, perché favorisce l'elasticità e regola le secrezioni grasse, prevenendo l'invecchiamento precoce. È indicato in tutti i trattamenti dermatologici in cui si sospettano cause ormonali e rallenta inoltre la caduta dei capelli. Si utilizza come vasodilatatore, anticoagulante e antinfiammatorio. È sconsigliato in caso di epilessia.
- *Olio di rosmarino*: utilizzato per la cura dei capelli, combatte la forfora.
- *Olio di sesamo*: è un olio di qualità eccezionale che, oltre a servire come alimento, allevia affezioni cutanee e ustioni.
- *Olio di soia*: è sia commestibile che cosmetico e viene assorbito rapidamente dalla pelle.

Insaccati e scatolame

Contengono sostanze aggiunte per migliorarne aspetto, sapore, odore e colore, nonché per una più lunga conservazione: gli *additivi chimici*.

Il consumo di prodotti inscatolati può provocare saturnismo cronico causato dall'assorbimento di piombo, con sintomatologie di ipertensione, disturbi nervosi e propensione all'aborto.

- Gli *antiossidanti* ritardano l'ossidazione dei grassi e degli oli insaturi, dei coloranti e degli esaltatori di sapidità. L'ossidazione provoca irrancidimento, cambiamenti di sapore e perdita di colore.
- *Emulsionanti e stabilizzanti*: consentono la miscelazione di acqua e olio. Iniettano inoltre acqua nei prodotti (in genere la carne) per aumentarne il peso e la consistenza.
- *Esaltatori di sapidità*: accentuano il sapore naturale degli alimenti. Uno degli esaltatori di sapidità più diffusi è il glutammato monosodico.
- *Agenti addensanti*: sono carboidrati naturali o chimicamente modificati che assorbono una parte dell'acqua presente negli alimenti, rendendoli più compatti.
- *Coloranti artificiali*: si utilizzano per dare agli alimenti un aspetto più attraente. La maggior parte dei coloranti artificiali è costituita da prodotti di sintesi. Nonostante alcuni siano più sicuri degli altri, in genere i nomi dei coloranti non compaiono sulle etichette. È provato che i coloranti possono provocare iperattività e allergie nei bambini con particolare sensibilità.
- *Glutammato monosodico* (MSG): è un amminoacido che intensifica il sapore degli alimenti a base proteica. Grandi quantità di questo prodotto somministrate ai piccoli di topo distruggono le cellule nervose del cervello degli animali. Il glutammato monosodico causa la *sindrome da ristorante cinese* (bruciore nella parte posteriore del collo e agli avambracci, oppressione al petto e mal di testa nei soggetti sensibili) ed è uno degli agenti più cancerogeni.

- *Aromi*: vengono utilizzati per aggiungere sapore ai cibi; l'impiego di queste sostanze non è regolamentato e non esistono elenchi autorizzati.
- *Conservanti*: vengono impiegati per conservare più a lungo gli alimenti.

Nel suo libro *La revolución naturista*, il noto naturopata Germán Alberti avverte: «Se andate al supermercato e vedete un prodotto che in etichetta riporta una vernice velenosa, lo comprate? Certamente no. Ma gli industriali e i pubblicitari, con il consenso dei governi, cambiano le parole. Invece di veleno scrivono *conservante* o *dolcificante artificiale*, al posto di "vernice" scrivono *coloranti artificiali*. Inoltre, aggiungono tanti di quei termini chimici quasi impronunciabili che il consumatore, senza sospettare che si tratti di qualcosa di pericoloso per la salute, compra con fiducia, influenzato dalle costose campagne pubblicitarie».

Fanno eccezione gli insaccati di produzione biologica. Oggi infatti si trovano sul mercato anche insaccati (salsicce, prosciutti, mortadelle, pancetta a dadini ecc.); preparati a base di lenticchie, soia, farina di frumento (glutine), barbabietola ecc., che sono naturali e non contengono additivi chimici.

Alimenti transgenici

Sono alimenti geneticamente modificati che, oltre a provocare danni ambientali ancora non chiaramente definiti, possono avere effetti sulla salute umana, sulla biodiversità e sull'agricoltura. Di fronte a questi rischi è evidente la necessità di regolarne la commercializzazione, problema attualmente dibattuto in molti paesi.

L'ingegneria genetica estrae alcuni geni da una specie e li inserisce in un'altra, allo scopo di trasferire la caratteristica desiderata. Oggi è possibile modificare le piante con geni provenienti da batteri, virus, insetti, animali e perfino esseri umani. L'attuale conoscenza del modo di controllare i geni è tuttavia ancora molto limitata e qualsiasi cambiamento nel DNA di un organismo può avere effetti inattesi e impossibili da prevedere o controllare. Il dottor George Wald, professore emerito di biologia all'Università di Harvard e premio Nobel per la medicina ha dichiarato: «Fino a oggi gli organismi si sono evoluti molto lentamente e le nuove forme hanno avuto il tempo sufficiente per stabilizzarsi. Ora però di punto in bianco proteine intere vengono trasmesse ad associazioni completamente nuove, con conseguenze che nessuno può prevedere, sia per l'organismo ospite che per i suoi simili. Tutto questo è eccessivo e accade troppo rapidamente, mentre il problema centrale continua a essere ignorato. Si tratta forse del problema etico più importante con cui si sta confrontando la scienza. Finora la nostra etica è stata quella di fare il possibile per comprendere tutto ciò che possiamo della natura. Dare una nuova struttura alla natura non faceva parte del programma. Continuare in questa direzione non solo è imprudente, è anche pericoloso. Gli alimenti geneticamente modificati possono per esempio contenere nuove molecole imprevedibili che potrebbero risultare tossiche o causare reazioni allergiche».

Per i suoi difensori, la biotecnologia è la chiave del nuovo paradigma agricolo, che prevede coltivazioni modificate geneticamente per resistere alla siccità, alla scarsità di elementi nutritivi o ai terreni salini, così da far fruttare i terreni più degradati. Attualmente, si utilizzano su milioni di ettari insetticidi transgenici, che trasferiscono nelle piante il gene di un organismo chiamato *Bacillus Thuringiensis* BT, il quale produce una sostanza mortale per determinati insetti. Ma abbiamo numerose prove, fornite da più di cinquant'anni di esperienza, che tutti i tipi di malattie, insetti, erbacce e funghi sviluppano una resistenza a qualsiasi prodotto chimico impiegato dall'uomo per combatterli. Le colture BT rappresentano un ritorno ai tempi dell'impiego massiccio dei pesticidi chimici, con i quali gli agricoltori erano spinti a cospargere i campi anche senza necessità.

Miguel A. Altieri, ricercatore dell'Università della California, scrive: «Una tesi fondamentale difesa dai biotecnologi è che le colture transgeniche aumentano sensibilmente la resa delle coltivazioni. Queste aspettative sono state esaminate in un rapporto del 1999 dell'Agenzia per le Ricerche Economiche (Economic Research Service, ERS), organo del Dipartimento dell'Agricoltura degli Stati Uniti (USDA), analizzando i dati raccolti nel 1997-98 su 112 e 18 combinazioni area/coltivazione negli Stati Uniti. Le colture esaminate erano mais BT e cotone, mais, cotone e soia resistenti agli erbicidi (HT), e i loro corrispettivi convenzionali. Nel 1997, in sette delle dodici combinazioni area/coltivazione, le rese non avevano evidenziato differenze significative tra coltivazioni genetiche e coltivazioni tradizionali. Quattro avevano evidenziato incrementi significativi nella resa delle piante modificate; il cotone resistente all'erbicida tuttavia aveva evidenziato una riduzione significativa della resa. Nel 1998 non ci furono differenze significative di rendimento.

«Anche se la biotecnologia potesse incrementare i raccolti, ciò non significa che la povertà diminuirebbe; molti agricoltori poveri nei paesi in via di sviluppo non hanno accesso al denaro, al credito, all'assistenza tecnica o al mercato» (Miguel A. Altieri).

«Fino a oggi, la maggior parte delle ricerche dell'industria biotecnologica è stata rivolta alla resistenza agli erbicidi di questa stessa industria. Ciò significa che tutte le piante di un campo soccomberanno agli erbicidi, salvo quelle rese geneticamente resistenti. Dei 39,9 milioni di ettari a colture geneticamente modificate coltivate a livello mondiale nel 1999, il 71% era resistente agli erbicidi» (C. James, *Global Review of Commercialised Transgenic Crops*, 1998).

«Entro cinque anni e sicuramente entro dieci, dal 90 al 95% dei prodotti agricoli degli Stati Uniti subiranno tecniche di modificazione genetica» (Val Giddings, vicepresidente dell'Organizzazione dell'Industria Biotecnologica, citato nella rivista *The Genetic Forum*, vol. 4, 6 agosto 1998).

Tutti i semi transgenici sono brevettati e gli agricoltori si sentono ingannati quando scoprono che, oltre all'alto costo, questi semi non sono né più produttivi né più resistenti.

Le multinazionali del mercato agroalimentare detengono il controllo sui semi, sulla terra e sugli alimenti, tre diritti fondamentali che sono stati strappati alle nazioni, assieme alla sovranità e alla sicurezza alimentare.

Tre ricercatori dell'Università Statale del Michigan hanno scritto sulla rivista *Hortscience*: «Ci sarà un trasferimento di geni in tutte le colture transgeniche, ma la domanda è: quali saranno gli effetti? Le conseguenze ambientali dell'uso di organismi geneticamente modificati, come batteri, animali, insetti e microorganismi, si sono appena cominciate a studiare. Nel 1977, il fallimento di una coltura transgenica di cotone resistente a un erbicida ha coinvolto 12.000 ettari nel Mississippi, e alcuni agricoltori hanno perso tra 500.000 e un milione di dollari».

Vari livelli di rischio

La coltivazione e il consumo di prodotti transgenici non solo può pregiudicare la salute umana, ma ha anche ripercussioni a livello ambientale, sociale, economico ed etico.

Rischi per la salute

- *Effetti allergenici*: L'introduzione di geni estranei può provocare reazioni ancora sconosciute nel sistema immunitario.
- *Resistenza agli antibiotici*: I geni resistenti agli antibiotici potrebbero penetrare nel DNA di batteri patogeni e causare l'inefficacia di molti farmaci di uso comune. Introduzione nella catena alimentare dell'ormone della crescita bovina per manipolazione genetica: si inietta alle vacche per aumentare la produzione di latte; il suo utilizzo è proibito nell'Unione Europea, ma esiste un mercato nero.

Rischi ambientali

- *Contaminazione genetica*. La trasmissione di geni tra i batteri, le piante e gli animali può aumentare la resistenza degli insetti nocivi al freddo, alla siccità e ai pesticidi.
- *Perdita di biodiversità*. La biodiversità è tradizionalmente una base fondamentale per la sicurezza alimentare. In Irlanda, nell'Ottocento, l'uniformità genetica della coltura della patata fece sì che tutte le patate fossero colpite da un'unica malattia; la stessa malattia si presentò anche nelle Ande, ma lì gli agricoltori coltivavano 46 va-

rietà di patate e questa diversità genetica li protesse, perché la malattia ne attaccò solo alcune; le patate andine furono utilizzate per rifornire l'Europa. Con l'aumento della deforestazione, l'inquinamento e la distruzione dell'habitat, si stima che annualmente si estinguano 30.000 specie in tutto il mondo. Secondo la FAO, agli inizi del XX secolo abbiamo perso il 75% della diversità genetica agricola come risultato dell'industrializzazione agricola. L'agricoltura transgenica contribuirà a incrementare la perdita delle biodiversità, a causa del minor numero di varietà agricole e delle colture resistenti agli erbicidi, che si imporranno su quelle che servono attualmente da alimento a insetti e uccelli.

- *Danni alle specie benefiche*. Alcuni transgenici, come il mais BT (che include una tossina), sono dannosi per molti insetti utili all'agricoltura e la tossina si accumula nel terreno.
- *Più insetticidi ed erbicidi*. Alcune colture transgeniche possono tollerare una quantità maggiore di queste sostanze chimiche, fatto che può causare problemi di contaminazione nella catena alimentare.

Rischi socioeconomici

- *Industrializzazione dell'agricoltura e monopolio*: le colture transgeniche in estese monocolture favoriscono i grandi proprietari.
- *Brevetti*: le aziende biotecnologiche brevettano le sementi transgeniche impedendo ai contadini di utilizzarle nel raccolto successivo.
- *Più squilibrio Nord-Sud*: i prodotti transgenici potranno sostituire altri prodotti naturali importati dai paesi poveri, destabilizzando ancora di più l'economia di questi ultimi e aumentando il loro indebitamento.

In *Genetic Engineering and the World Hunger* (1998), The Corner House informa: «Dieci anni fa, gli indios coltivavano circa 50.000 varietà differenti di riso; poi il numero è sceso a 17.000 e oggi se ne coltiva appena una dozzina. In Indonesia si sono estinte 1.500 varietà locali negli ultimi 15 anni».

Miguel A. Altieri aggiunge: «Nel 1999, nel mondo si è prodotta una quantità di grano sufficiente ad alimentare una popolazione di otto miliardi di persone (nel 2000 la popolazione del pianeta era di sei miliardi). Negli Stati Uniti, sette libbre di grano su dieci sono destinate a mangime animale. Paesi come Brasile, Paraguay, Tailandia e Indonesia destinano migliaia di acri di terreni agricoli alla produzione di soia e yucca, da esportare in Europa come mangime per il bestiame».

«Di fronte a tutti i problemi agronomici di contaminazione e salute dati dagli attuali modelli di produzione agricola, l'agricoltura biologica, che non utilizza concimi chimici, non sfrutta la terra, ma la coltiva rispettandone e migliorandone le condizioni naturali, è un'opzione migliore. *Oltre a costituire una garanzia per la salute dei produttori, dei consumatori* e della qualità alimentare, come pure a non utilizzare prodotti tossici, l'agricoltura biologica è la base per il recupero del suolo, dell'acqua, della flora e della fauna. Questo tipo di agricoltura, che annovera più di un milione di ettari in tutto il mondo e 100.000 in Spagna, praticata da centinaia di migliaia di persone, ha dimostrato la sua praticabilità e produttività in tutte le forme di tipologia e di condizione. Occorrono nuove forme di produzione: una produzione locale adattata e integrata alle condizioni ecologiche, sociali ed economiche. L'agricoltura biologica rispetta la diversità attraverso le colture intercalari, la rotazione, la salvaguardia e il rispetto della biodiversità, alterando la terra il meno possibile e riciclando le risorse» (dall'articolo "Dai pesticidi alla manipolazione genetica", di Montse Arias, pubblicato sulla rivista spagnola *La Osa*).

Per il momento, gli alimenti transgenici che negli Stati Uniti hanno l'obbligo di essere segnalati come tali sono solo quelli le cui proprietà nutritive variano rispetto a quelle convenzionali, cioè quelli che possono causare allergie, o sollevano problemi di natura religiosa, ad esempio una pianta che contiene geni di maiale.

L'Unione Europea ha firmato all'unanimità il Protocollo sulla biosicurezza, un accordo internazionale che permette di imporre restrizioni alla commercializzazione di organismi transgenici vivi, sementi incluse, in caso di dubbi sulla loro sicurezza. In Spagna, la coltivazione e la commercializzazione di OGM è attualmente consentita perché il governo appoggia ciecamente le multinazionali, in quanto creatrici di ricchezza (Ricardo Aguilar, responsabile delle campagne di Greenpeace).

Il 29 gennaio 2000, nonostante la forte opposizione dei paesi esportatori di OGM come gli Stati Uniti e il Canada, 130 paesi hanno firmato il Protocollo sulla biosicurezza, che li autorizza, in base al principio di precauzione, a rifiutare l'importazione di prodotti transgenici.

In natura, la diversità genetica ha limiti precisi: una rosa può incrociarsi con un altro tipo di rosa, ma non con una patata.

Sono sette i punti cruciali in discussione:

1. In primo luogo, la *precauzione*. Dato che si ignorano ancora gli effetti ambientali a medio e lungo termine dell'immissione di organismi transgenici nell'ambiente e nella catena alimentare, le nazioni ritengono indispensabile disporre di strumenti per attuare un'azione cautelativa volta a ridurre al minimo le minacce di perdita della biodiversità o i rischi per la salute umana.

2. Il principio del *consenso*. I paesi importatori di alimenti transgenici hanno il diritto di valutare in anticipo le potenziali conseguenze, di approvare o rifiutare l'importazione e di stabilire le condizioni.

3. La *copertura* o ambito del procedimento. I paesi importatori rifiutano la proposta dell'esclusione dal protocollo sulla biosicurezza degli organismi vivi modificati (transgenici) e dei prodotti derivati utilizzati nell'alimentazione umana e animale, perché in questo modo l'unico settore che resterebbe libero dal controllo sarebbero le sementi.

4. *Indennizzo*. È indispensabile garantire un indennizzo per eventuali danni all'ambiente, alla produzione agricola e alla salute umana.

5. *Etichettatura e differenziazione*. Dichiarare sulle etichette che si tratta di prodotti transgenici, permettendo in questo modo l'identificazione e l'accertamento indispensabili a prendere le misure adeguate per controllarne i potenziali effetti. In questo momento potremmo già consumare alimenti transgenici senza saperlo.

6. *Relazione con altri accordi internazionali*. Alcuni paesi ritengono che il protocollo non debba essere subordinato alle regole del commercio internazionale, ma che i vari paesi debbano poter decidere in base a considerazioni strettamente nazionali.

7. *Paesi non aderenti*. Gli Stati Uniti, il maggior produttore ed esportatore di prodotti transgenici, non hanno ratificato l'accordo sulla biodiversità e quindi non aderiscono al protocollo, fatto che li rende molto vulnerabili.

Aceto

Provoca problemi al fegato e ai reni ed è stato dimostrato che ha effetti degenerativi sulle arterie. È ricavato dalla fermentazione del vino, ma si ricava anche da alcol e acqua. Il suo contenuto energetico è minimo e non ha minerali, se non in piccolissime dosi. Da utilizzare, se necessario, in dosi molto moderate.

Sostituti dell'aceto sono il succo fresco di limone (apporta vitamine e minerali) o di agrumi acidi.

Alcolici

L'Istituto Oncologico di Heidelberg ha diffuso un dato preoccupante: su 158 birre analizzate, 111 contenevano nitrosamina, una delle sostanze più cancerogene. I birrai tedeschi l'hanno ammesso, dando la colpa al malto (tratto dalla newsletter informativa *Plantas Medicinales*, n. 16, Ediciones Líder, Spagna).

La birra, a causa dell'eccesso di purina, che l'organismo trasforma in acido urico, può provocare la gotta. La birra ad alta gradazione alcolica aumenta la pressione del sangue. L'alcol aumenta il rischio di cancro al colon-retto.

Bevande gassate

Contengono zucchero raffinato, coloranti e aromi artificiali; alcune contengono anche caffeina, acido fosforico e solfati.

Nella preparazione di alcune bibite si impiega una pianta chiamata cola, dalla quale si estrae un alcaloide che provoca danni all'apparato circolatorio: la colanina. Anche un'altra sostanza corrosiva, l'acido fosforico, viene aggiunta alle bibite per uccidere i batteri dell'acqua. L'acido fosforico si utilizza nell'industria per erodere i metalli, grazie al suo potere corrosivo; viene altresì usato come sbiancante. Benché disciolto, non è un alimento.

Un altro ingrediente è la saccarina. Negli Stati Uniti, nel caso di un prodotto pericoloso per la salute, la legge obbliga a indicare sulle etichette l'eventualità che il prodotto risulti dannoso per la salute: "*Questo prodotto contiene saccarina, che, secondo gli studi, causa il cancro negli animali da laboratorio*". L'uso costante di saccarina o di prodotti che la contengono può causare ulcere e cancro allo stomaco e al duodeno, come affermano seri studiosi di Stati Uniti, Inghilterra e Germania.

Caffè in eccesso

Nel 1980, l'organizzazione statunitense per il controllo degli alimenti e dei farmaci ha avvertito le donne in gravidanza di ridurre il consumo di caffè, a causa del rischio di difetti congeniti nel feto.

Per addormentarsi bene e facilmente, non bisogna bere caffè prima di coricarsi o a pomeriggio inoltrato: la caffeina può prolungare il periodo necessario per addormentarsi, ridurre la quantità delle ore di sonno e provocare una diminuzione del sonno profondo. Secondo l'Associazione Psichiatrica Nordamericana, un consumo eccessivo di caffè può provocare agitazione, ansia, irritabilità, spasmi muscolari, insonnia, mal di testa, disturbi sensoriali, sintomi cardiovascolari e problemi gastrointestinali.

Il dottor Thomas Uhde, direttore della sezione Ansia e Disturbi Affettivi dell'Istituto Nazionale di Salute Mentale, ha dimostrato che la caffeina può provocare ansia eccessiva e attacchi di panico nelle persone che soffrono già di questo disturbo, a causa dell'enorme influsso chimico che esercita sul cervello.

Carni (pollame, bovini, suini, pesci)

Chi mangia carne prova a lungo una sensazione di pienezza: ciò è dovuto al fatto che è di difficile digestione. I succhi gastrici dell'uomo non sono fatti per digerire la carne, sono troppo deboli per questo compito. La scienza ha dimostrato che le persone che consumano molta carne, ricca di proteine, sviluppano una propensione all'artrosi; le proteine si trasformano in urea, acido urico e anidride carbonica, sostanze tossiche che, trattenute dall'organismo, provocano gravi disturbi. Il dottor Ernest Wynder, della Fondazione Americana per la Salute, assicura che l'ingestione massiccia di grasso animale aumenta il numero di batteri intestinali; questi batteri agiscono sulla bile, producendo un acido cancerogeno. Molti medici e dietologi sono giunti alla conclusione che la carne è un alimento impuro. Centinaia di esperimenti condotti in varie parti del mondo hanno dimostrato che la percentuale delle malattie che affliggono la civiltà attuale sono dovute a depositi di acido urico.

Salumi: nel numero di maggio del 1994, la rivista scientifica *Cancer: Causes and Control* ha pubblicato i risultati di tre studi epidemiologici che mettono in relazione il consumo di carne insaccata, ossia di salumi, con alcuni tumori maligni. La ricerca più inquietante è stata condotta da un gruppo diretto da John Peters, dell'Università della California del Sud. Secondo questa ricerca, i bambini che mangiano dodici o più insaccati al mese sono esposti a un rischio nove volte maggiore di contrarre la leucemia. Altre due ricerche, dirette da David Savitz dell'Università della Carolina del Nord e da Grata Bunin dell'ospedale pediatrico di Filadelfia, hanno messo in luce una relazione tra il consumo di salumi nelle madri durante la gestazione e i tumori cerebrali infantili. Tutti questi epidemiologi concordano nell'affermare che il sospettato numero uno è la N-nitrosamina presente negli hot dog.

Se consumate abitualmente come base alimentare, tanto le carni bovine quanto quelle avicole provenienti da animali nutriti con mangimi a base di ormoni generano disturbi nell'organismo (modificazioni cellulari).

Il pesce e i frutti di mare sono ricchi di grassi pesanti, difficili da digerire. Il cosiddetto pesce azzurro (verdesca, sgombro, tonno e sardine) è di carne scadente, indigesta e provoca orticaria nelle persone allergiche.

Le acque dei fiumi e dei mari sono sempre più inquinate; per questo è consigliabile vigilare sul consumo di pesce, che può subire gli effetti dell'inquinamento.

Nelle aree i cui abitanti vivono più di cento anni, come gli Hunza dell'Himalaya, si mangia carne solo una o due volte l'anno, in occasione di festività. A settant'anni queste persone sono ancora in pieno

vigore, non soffrono di infarto né di problemi cardiovascolari e conservano dentatura e ossatura in ottimo stato fino in tarda età. Il caso contrario è rappresentato dagli Eschimesi, che vivono mediamente trentasette anni e la cui alimentazione è composta quasi esclusivamente di carne (questo argomento è trattato ampiamente in Nelsy de Restrepo e José Leal, *Fundamentos de nutrición vegetariana*).
Pollame: nella carne di pollo è presente la salmonella, un microrganismo patogeno dannoso per la salute. Secondo la guida delle malattie trasmesse per via alimentare, elaborata dal Ministero della Salute della Colombia, la salmonella è un batterio che ha un'incubazione di 18-36 ore e che provoca dolori addominali, diarrea, febbre e nausea. È presente nei polli e in tutti i derivati, come il paté di pollo.

In Belgio, agli inizi del 1999, nella carne di pollo è stato riscontrato un elemento tossico, la diossina, sostanza altamente cancerogena; la vendita e l'esportazione dei polli sono state sospese per alcuni mesi.

L'utilizzo di antibiotici, derivati, arsenico, insetticidi, estrogeni (sostanze utilizzate per provocare l'aumento di peso negli animali), ormoni, enzimi e sedativi lascia nei prodotti animali residui che provocano squilibri e intossicano l'organismo di chi li ingerisce.

Cioccolato

Inibisce l'assorbimento di minerali, interferisce con il metabolismo del calcio e danneggia il fegato; il grasso occlude capillari, vene e arterie.

Condimenti

Non eccedere nell'uso. Sono irritanti per lo stomaco, l'intestino e il sistema genito-urinario; provocano nervosismo, stimolano la fame compulsiva (eccesso di cibo), alterano il carattere, provocano ipertensione e altri problemi di salute.

Gelatine

Serve a solidificare e stabilizzare i prodotti. È una proteina ottenuta da pelli, ossa, zoccoli e altre parti degli animali; ha scarso valore alimentare, perché contiene pochi o nessuno degli amminoacidi essenziali.

Saccarina

Molti scienziati nordamericani avvertono che la saccarina provoca il cancro, così come altre migliaia di additivi alimentari impiegati per dare colore, sapore e migliorare l'aspetto degli alimenti. Il dolcificante che sostituisce lo zucchero nei prodotti di pasticceria è cancerogeno. Nonostante le avvertenze dell'OMS (Organizzazione Mondiale della Sanità), continua a essere utilizzata in molti paesi, specialmente in Occidente, perché è economica e ha un sapore molto concentrato.

Sale (cloruro di sodio)

Il sale viene usato in abbondanza in molti alimenti industriali. Un'alimentazione ricca di sale può provocare ipertensione arteriosa, che aumenta il rischio di infarto e disturbi cardiovascolari.

Il suo valore nutritivo è nullo. Ci sono vari tipi di sale: salgemma, sale marino, raffinato, fluorato, per salatura di insaccati, da tavola, grosso, iodato (l'unico consigliato contro il deficit di iodio). Le pietanze troppo salate danneggiano l'organismo e provocano una sete inutile. Fa eccezione il sale marino, che contiene potassio, calcio, magnesio, zolfo, fosforo, carbonio, silice, fluoro, ferro e altri diciassette elementi in piccole quantità. La sua composizione è molto simile a quella del plasma del sangue umano.

Problemi causati dal sale:

- Stimola la produzione di sodio e di acido urico, causando gotta, artrite reumatoide e altri disturbi.
- Per eliminarlo, l'organismo sforza eccessivamente i reni e il fegato.
- Ostacola la digestione.
- Irrita le pareti dello stomaco.
- Indebolisce la vista.
- Contribuisce all'indurimento delle arterie.
- Contribuisce all'aumento della pressione arteriosa.

Salse

Fare attenzione a non eccedere nel consumo e preferire sempre quelle fatte in casa. Evitare passate e sughi di pomodoro già pronti; usare sempre pomodori freschi.

Uova

Non sono un alimento naturale; il loro consumo comporta rischio di malattie e acuisce quelle già esistenti. I rischi più comuni sono l'innalzamento del colesterolo e le allergie.

Il tuorlo delle uova contiene una sostanza tossica e proteine ad alto potenziale allergico. L'eccesso di albume, crudo o assunto nei prodotti di pasticceria, può causare una scarsità di biotina o vitamina H. L'uovo può essere contaminato da diossina e salmonella presenti nei mangimi chimici.

Zucchero

Saccarosio edulcorante. Il comune zucchero da tavola si trova in forma naturale nella frutta, nella canna da zucchero e nella barbabietola da zucchero. Lo zucchero e altri edulcoranti raffinati non contengono vitamine, minerali o proteine; chi consuma troppo zucchero è soggetto a decalcificazione e carie.

Gli esperti ci mettono in guardia: in base alle ricerche sugli effetti dello zucchero sull'organismo umano, alcuni medici l'hanno definito *l'assassino numero uno del XX secolo*, perché questo prodotto uccide più del cancro o dell'infarto. Per le arterie, lo zucchero è ancora più dannoso dei grassi. La sua ingestione eleva i triglicelidi, una sostanza grassa nel sangue che aumenta il colesterolo.

A causa del processo di raffinazione, lo zucchero produce solo *calorie vuote* e si trasforma in un forte eccitante. Sappiamo che i carboidrati vengono assimilati solo in associazione con minerali e vitamine. Lo zucchero non contiene né gli uni né le altre, perciò l'organismo deve ricorrere ai minerali e alle vitamine già in suo possesso per "godersi questa dolcezza". Di qui anche la definizione di *ladro di calcio*. In alcuni paesi si ingeriscono in media trenta cucchiaini di zucchero al giorno; in questo modo gli organismi non si nutrono e si demineralizzano.

Non c'è grande differenza tra lo zucchero grezzo e quello raffinato, perché anche quello grezzo non contiene vitamine, minerali o proteine; inoltre, apporta rapidamente calorie, che possono causare squilibri metabolici.

È consigliabile non consumare latte con lo zucchero, perché, oltre a essere incompatibili, fermentano nello stomaco. Lo zucchero raffinato eccita le mucose ed è una delle cause della gastrite.

Zucchero raffinato: lo zucchero raffinato è quello abitualmente in vendita nei negozi e nei supermercati. Ha scarso valore nutritivo. Può causare seri disturbi cardiaci, ulcere, diabete, danneggiare i denti, aumentare il peso corporeo, alzare la pressione del sangue e sottrarre vitamine e sali minerali all'organismo. Lo zucchero artificiale affatica l'intestino, è mal tollerato dal fegato e causa patologie cutanee.

Tutto lo zucchero di cui il nostro organismo ha bisogno è presente in natura: nei glucidi della frutta, della verdura e dei cereali.

Disturbi causati dallo zucchero raffinato:

- *Ipoglicemia*. «Lo zucchero raffinato arriva al tratto digerente, dove viene assorbito all'istante. Produce dunque un immediato afflusso di zuccheri nel sangue, effetto che termina altrettanto rapidamente. Al passaggio di questo sangue "zuccherato" nel pancreas, si attiva una secrezione massiccia di insulina, due o tre volte maggiore di quella provocata da un pranzo abbondante o da un succo di frutta naturale. Questa quantità sproporzionata di insulina, prodotta da un abbondante ma effimero afflusso di zucchero nel sangue, provoca un abbassamento della glicemia (zucchero nel sangue, per l'appunto), causando così ipoglicemia».
- *Diabete*. «Il diabete dell'adulto è caratterizzato da ridotta produzione di insulina. L'insulina viene prodotta dalle cellule B del pancreas in risposta all'aumento di zucchero nel sangue (iperglicemia); consumando zucchero raffinato, la glicemia aumenta rapidamente, molto più che con qualsiasi altro alimento».

- *Malattie cardiovascolari*. «Lo zucchero eleva i livelli di trigliceridi e colesterolo, aumentando l'incidenza di malattie vascolari».
- *Carie*. «È nota l'influenza dannosa dello zucchero raffinato, ma un effetto ancora più dannoso viene esercitato dal pane bianco che aderisce ai denti. L'enzima della saliva, la ptialina, converte l'amido in zucchero e quest'ultimo viene sfruttato da alcuni batteri per produrre gli acidi che attaccano lo smalto dei denti».
- *Obesità*. «L'organo più sensibile all'insulina è il tessuto adiposo, che costituisce il 20% del peso corporeo. Il glucosio raggiunge con facilità le cellule adipose, che producono ancora più grasso».
- *Disturbi dell'emotività*. Dipendono dall'ipoglicemia e sono: agitazione, depressione, angoscia, instabilità, attacchi di rabbia immotivata e senso di insicurezza.
- *Emicrania*. Le persone che soffrono di emicrania sono ipersensibili allo zucchero, per questo se ne consiglia l'eliminazione dalla loro dieta.

(Dav. Germán Alberti, *La revolución naturista*).

Capitolo 4

Alimenti consigliati

Funghi prataioli

Contengono sostanze antivirali e altri elementi che coadiuvano nella prevenzione del cancro. Sono ricchi di proteine, di vitamine del complesso B e di minerali. Prevengono l'artrite. Un consumo eccessivo può appesantire il fegato.

Gomasio

Conosciuto anche come sale macrobiotico. È una miscela di sesamo e sale marino, macinato o pestato nel mortaio (dieci semi di sesamo tostati per ogni granello di sale grosso) e usato come sale da tavola. Combatte l'acidità di stomaco, fortifica il sistema nervoso, favorisce la secrezione dei succhi gastrici e di conseguenza stimola tutto il metabolismo.

Shiitake (*Lentinula edodes*)

Fungo di origine asiatica, che cresce spontaneo sui tronchi di rovere. È un biocatalizzatore che permette al fegato di riequilibrare il livello di colesterolo nel sangue; è consigliato in caso di cardiopatia, ipertensione, arteriosclerosi, reumatismi, artrite e gotta.

Kefir d'acqua

Si dice sia stato importato da Madre Teresa di Calcutta come curativo; il suo uso ha sollevato molte polemiche, perché su alcune persone ha funzionato meravigliosamente e su altre no.

Il kefir non si deve ingerire: è l'acqua nella quale è stato immerso per ventiquattro ore che ha proprietà terapeutiche.

Il kefir va messo in un recipiente di vetro, con acqua pura o bollita e con un pezzettino di panela (o melassa). Si lascia fermentare il tutto per ventiquattro ore, poi si scola con un colino di plastica e si beve il liquido, preferibilmente un bicchiere a digiuno. Il kefir scolato va lavato e messo di nuovo in un recipiente pulito; i granuli che rimangono attaccati al vetro sono quelli di recente formazione e bisogna fare attenzione quando si eliminano, perché possono ostruire le tubature.

È consigliato per alleviare reumatismi, artrite, mal di testa, disturbi cardiaci; previene la stitichezza, migliora le funzioni del fegato, allevia i dolori muscolari, calma i nervi, fortifica i polmoni e idrata l'organismo.

Lecitina

È una sostanza grassa ricavata generalmente dalla soia. È costituita fondamentalmente da grassi, acidi grassi insaturi, colina (vitamina B) e fosforo. La lecitina è presente nelle cellule del corpo, soprattutto in quelle del cervello e del sistema nervoso. Contribuisce ad abbassare la pressione e a sciogliere gli accumuli di colesterolo. Viene metabolizzata meglio del grasso, motivo per cui è efficace contro i problemi cutanei come psoriasi, pelle secca, eczema, seborrea ecc. Contribuisce a diminuire la necessità di insulina nei diabetici, grazie a un miglior assorbimento e metabolismo degli zuccheri e degli amidi. Migliora la digestione e le funzioni epatiche, rafforza la salute dei reni, depura internamente, aumenta la resistenza a virus e batteri, ringiovanisce la pelle, stimola il cervello.

Si trova anche in semi e frutta secca a guscio, cereali integrali, riso integrale, farina e negli oli pressati a freddo.

Miele

Contiene acqua, glucidi, glucosio, fruttosio, saccarosio, maltosio, fitoestrogeni, sostanze battericide, protidi, amminoacidi, sostanze minerali, oligoelementi, vitamine, enzimi e altri elementi, oltre a una grande quantità di calorie. Consumarlo a colazione assicura efficienza fisica e mentale per tutto il giorno. Facilita l'assorbimento del calcio, indispensabile alle ossa e ai denti. Le parti del corpo che ne traggono più beneficio sono le vie respiratorie, l'apparato digerente, i muscoli, il cuore, il fegato, le ossa, il sangue e i reni. Anche il polline, il propoli e la pappa reale forniscono un notevole apporto nutrizionale.

Il miele è ricavato dal nettare e dal polline dei fiori, trasformati dalle api. Ippocrate, il padre della medicina, diceva: «Un po' di miele ogni giorno mantiene vigorosi per più di cent'anni». Il miele non dovrebbe mancare in nessun rimedio curativo, è un alimento e un tonico eccellente. È il modo migliore per assimilare sostanze terapeutiche nell'organismo. Contribuisce a formare ossa forti e denti sani, fortifica i nervi e il cuore, è un potente germicida e un tranquillante naturale.

La composizione del miele è in media la seguente:

Levulosio (fruttosio, zucchero contenuto nella frutta)	40/50%
Glucosio (destrosio)	34,2%
Saccarosio	1,50%
Destrine e gomme	1,51%
Ceneri (minerali)	0,18%
Acqua	17%

Il miele contiene dal 60 all'80% di monosaccaridi, composti da glucosio e fruttosio in parti uguali. Contiene inoltre tracce di maltosio e melibiosio. Di facile digestione, disintossica l'organismo e soprattutto il fegato.

L'acqua è presente nel miele in quantità dal 15 al 20% ed è responsabile della sua consistenza. Le api estraggono il nettare dei fiori, lo trasformano in miele e lo portano nei favi, naturali o costruiti dall'uomo.

Esistono varie tipologie di miele:

- *Miele di grano saraceno*: dal colore bruno-rossiccio e dal gusto intenso. Efficace nei casi di anemia e nei problemi circolatori.
- *Miele di carrubo*: dal colore dorato e di consistenza liquida. Rilassante del sistema nervoso e potente tonificante.
- *Miele di zagara*: di tonalità giallognola, il suo profumo ricorda quello delle arance. Raccomandato alle persone nervose, che soffrono d'insonnia, ansia e stress.
- *Miele di erica*: scuro, dal sapore forte. Ha proprietà disinfettanti, diuretiche e antireumatiche. Disinfetta le vie urinarie; consigliato nei casi di cistite. Contribuisce allo scioglimento dei calcoli urinari e ha effetti eccellenti sulla prostata.
- *Miele di castagno*: molto denso, di colore ambra scuro e sapore intenso. Molto nutriente e apprezzato per il contenuto di ferro. Stimola la circolazione del sangue ed è efficace contro la dissenteria.
- *Miele di quercia*: corposo, di sapore intenso. Stimola la cicatrizzazione delle ferite.
- *Miele di lavanda*: di colore leggermente ambrato, consistenza fluida, ricco di ferro, indicato per le malattie bronchiali e del sistema respiratorio.
- *Miele di eucalipto*: di colore bruno scuro e sapore molto forte (proviene dall'Africa del nord e dalle regioni tropicali), ha proprietà espettoranti, è un disinfettante delle vie urinarie, favorisce l'espulsione dei calcoli renali.
- *Miele di biancospino*: ha azione lenitiva e tonifica il cuore.
- *Miele di pino*: molto scuro; consigliato nei casi di bronchite e tubercolosi.
- *Miele di rosmarino*: è il più chiaro, di consistenza solida e aroma dolce. Consigliato a chi ha problemi di fegato, per cirrosi, itterizia, infarto ecc. Coadiuvante delle mestruazioni, è un antispasmodico e

uno stimolante. Utile contro asma, pertosse, mancamenti e pressione bassa; rafforza lo stomaco.

- *Miele di salvia*: di colore ambra chiaro, si usa come tonificante e stimolante.
- *Miele di tiglio*: il colore varia dal verde al nero. Non cristallizza. È diuretico e stimola il processo digestivo. Agisce come calmante nei casi di emicrania, spasmi e dolori gastrici. Induce il sonno. Fluidifica il sangue nelle persone arteriosclerotiche e previene la stasi.
- *Miele di timo*: di colore giallo scuro e sapore intenso, ma molto gradevole. Stimola le funzioni digerenti e aiuta a combattere l'esaurimento fisico e mentale. Regolatore del flusso mestruale. Consigliato per fortificare i bronchi.
- *Miele di rovo*: di colore verde scuro, cristallizza in grandi cristalli bianchi di sapore dolce. È eccellente per il trattamento delle infezioni della gola.

Il miele è un'ottima alternativa per dolcificare, soprattutto la frutta. Nell'antichità si utilizzava come antibiotico, oggi viene spesso usato per combattere il raffreddore e altri problemi bronchiali. È importante che il miele sia puro, perché sul mercato esistono molte marche che, pur qualificandosi come miele, in realtà non sono altro che zucchero mascherato.

Elimina i batteri, disinfetta il fegato e le ulcere, allevia il mal di gola e l'asma, calma i nervi.

Per gli Egizi era il più popolare dei farmaci. Accelera la cicatrizzazione e mantiene batteriologicamente sterile la ferita.

Precauzioni: Occorre prudenza nel somministrarlo ai bambini con meno di un anno, perché può trasportare spore batteriche botuliniche che germinano nell'intestino immaturo del bambino, creando colonie e producendo una tossina mortale.

Possiede due zuccheri semplici: il levulosio e il glucosio naturale. Questi zuccheri vengono assimilati direttamente e si depositano nell'organismo (nel fegato) sotto forma di glicogeno, per essere utilizzati istantaneamente come fonte diretta di energia.

Il miele è composto da sali di calcio, sodio, potassio, magnesio, ferro, cloro, fosforo, zolfo e iodio; ha inoltre uno spiccato contenuto di vitamina C, complesso B, vitamina K e acido folico.

Bere un bicchiere di latte caldo e miele non solo cura l'influenza, ma agisce anche come sedativo.

Polline

È un complesso polivitaminico per eccellenza. Antinfiammatorio, rivitalizza le cellule e normalizza le funzioni dell'intestino; è raccomandato agli intellettuali, poiché stimola l'agilità mentale.

È una sostanza granulare o polverosa che si trova nei fiori e che costituisce l'elemento germinale maschile coinvolto nel processo di riproduzione.

Il granulo pollinico è caratterizzato da uno strato protettivo resistente composto da due pareti. La parte esterna e cerosa si chiama esina; composta da sporopollenina, può resistere agli ambienti acidi e basici nonché alle alte temperature (fino a 300°C). La parte più interna e fragile, chiamata intina, circonda e protegge i nuclei e le riserve di amidi e oli. Anche i più grandi granuli pollinici sono talmente minuscoli che ne occorrono quattordicimila per fare un grammo.

Il polline contiene quantità rilevanti di amminoacidi, vitamine, provitamina A, D, E, B_1, colina, vitamine C e K, minerali (sodio, potassio, magnesio, calcio, alluminio, ferro, rame, zinco, manganese, piombo, silice, fosforo, cloro e zolfo) ed enzimi: amilasi, catalasi, diaforasi, diastasi, pectasi, fosfatasi, saccarosio.

Oltre a nutrire, il polline cura raffreddori e influenza, eczemi, asma e allergie.

Il *polline* è il seme maschile dei fiori che il vento o gli insetti trasportano per fecondare i pistilli femminili delle stesse specie botaniche. È energia vitale allo stato puro. Il polline, che possiede ventotto oligoelementi, stimola un rapido recupero del peso e delle forze nei convalescenti. Nei bambini anemici, l'assunzione di polline produce un rapido aumento di emoglobina nel sangue. È rivitalizzante e fortificante.

Regola le funzioni intestinali, stimola l'appetito ed è un potente regolatore epatico; cicatrizza inoltre le piaghe ulcerose e mantiene sotto controllo la pressione. Se ne possono assumere da 1 a 2 cucchiai al giorno. Il consumo di polline stimola tutte le funzioni del corpo, specialmente quelle digestive e intestinali.

Il polline contiene sostanze che favoriscono la secrezione degli ormoni sessuali. Possiede 185 ingredienti nutritivi, 22 amminoacidi, 27 sali minerali e una grande varietà di vitamine, ormoni, carboidrati e grassi.

Aiuta gli studenti a concentrarsi e rafforza le difese immunitarie. Si usa per disturbi della prostata, reumatismi e artriti.

Molte persone che stavano perdendo i capelli hanno riferito che, dopo una prolungata assunzione di polline, i capelli sono ricresciuti forti; questo grazie alla presenza nel polline di un amminoacido, la cistina.

Il dottor Lars Erik Essen ha scoperto che l'applicazione di polline sulla pelle ha ottimi effetti dermatologici e cosmetici.

Il polline è consigliato per i problemi mestruali e il climaterio; allevia altresì stress, ansia e depressione.

Contiene all'incirca un centinaio di sostanze nutritive e si dice che in esso siano presenti tutti i principi essenziali per lo sviluppo. È la sostanza naturale più ricca di elementi nutritivi in alte concentrazioni. Tra questi elementi: amminoacidi, vitamine, minerali, enzimi, oligoelementi, pigmenti, acidi grassi, zuccheri, amidi, cere, fermenti, ormoni e altri. È consigliato nei casi di anemia (produce un rapido aumento del livello di emoglobina nel sangue). Grazie al suo alto contenuto di bioflavonoidi, mantiene elastici i vasi sanguigni, agendo su tutti i disturbi del sistema circolatorio. Stimola tutte le funzioni del corpo, specialmente quelle digerenti e intestinali; si è inoltre scoperto che contiene un fattore di crescita e che è efficace contro stitichezza, affaticamento generale, influenza e infezioni.

Può essere assunto da solo o in combinazione e si trova in granuli o in compresse.

Pappa reale

Ricchissima di acido pantotenico o vitamina B_5, importante per il metabolismo muscolare, epatico e cerebrale.

Contiene tutte le sostanze nutritive necessarie alla vita: proteine, vitamine, oligoelementi. È rivitalizzante e ha proprietà anti-invecchiamento.

La pappa reale è una sostanza secreta dalle ghiandole faringee delle api per alimentare le future regine. È un ricostituente fisico che dà energia e resistenza. Contiene più di venti amminoacidi e grandi quantità di vitamine del complesso B. È stimolante, tonificante e rivitalizzante. Indicata soprattutto nei periodi critici di grave affaticamento e in convalescenza, è anche ideale per combattere la depressione.

La pappa reale è un energetico naturale per eccellenza; viene assunta nei casi di stanchezza, sonnolenza e crampi. Antisettica e battericida, migliora la memoria e la vista. Secondo alcuni, la pappa reale contiene interferone.

La pappa reale è particolarmente raccomandata nei casi di disturbi cardiovascolari. È stato dimostrato che esercita un'azione microbicida, particolarmente nel caso del bacillo di Koch, responsabile della tubercolosi. Grazie all'alto contenuto di vitamine, è utile nei casi di ulcere e processi infiammatori. Riequilibra il sistema nervoso e combatte la senilità precoce. È stato dimostrato che, assieme al polline e al propoli, è efficace contro diversi tipi di anemia.

Propoli

È un complesso di sostanze di aspetto resinoso e compatto che le api raccolgono dalle gemme e dalla corteccia degli alberi. Possiede una gamma di sostanze nutritive che includono: proteine, amminoacidi, minerali, vitamine A, E e C e tutte le vitamine del complesso B. È un antibiotico naturale grazie al suo potere battericida; inoltre, blocca un enzima che causa il dolore e la febbre, motivo per cui viene definito *aspirina naturale*. Coadiuva la regolazione della produzione di istamina e serotonina, creando una forma di autoimmunità. Previene le infiammazioni e le infezioni delle gengive e stimola la formazione di un enzima che fortifica le pareti dei vasi sanguigni delle gengive. Si usa nei casi di ulcere, herpes, infezioni, come depurativo del sangue e nei disordini gastrointestinali. Si può applicare esternamente per alleviare ferite, bruciature e varici, grazie al suo potere cicatrizzante.

In spagnolo viene chiamato "*pianto dell'albero*". Si tratta di una resina delle conifere (eucalipto, pino), ma presente anche in altri alberi: pioppo, betulla e salice.

Le api lo utilizzano come composto per sigillare gli alveari. È considerato un grande alleato della medicina, quasi alla pari della penicillina.

Mitja Vosnjak, direttore del Centro di Ricerca Bioetica, ha scoperto che il propoli è probabilmente il primo agente antinfettivo non tossico. La composizione del propoli è molto complessa, perché include circa un 30% di cere varie, un 55% di resine e balsami, un 10% di oli eterici e un 5% di polline. È ricco di oli minerali, ferro, calcio e magnesio. Ideale per l'apparato digestivo e il buon funzionamento dell'intestino, è inoltre antisettico, battericida, cicatrizzante e anestetico, abbassa la pressione arteriosa e l'accumulo di colesterolo.

Il propoli è un eccellente broncodilatatore (non serve però per le micosi). In forma di pomata, combatte le dermatiti da pannolino.

Esistono persone sensibili al propoli (una su duemila), in cui il contatto può provocare un lieve arrossamento della pelle.

Il propoli è di fatto una sostanza di cui si servono le api per mantenere un ambiente sano e privo di malattie nei loro affollati alveari.

Nel 1958 i russi hanno fatto sapere che il propoli allontana il rischio di tubercolosi, abbassa la pressione del sangue ed esercita un effetto calmante sul sistema nervoso, oltre a un effetto stimolante sui processi di rigenerazione dei tessuti. Guarisce altresì rapidamente le ferite e allevia ulcere, infiammazioni e malattie cutanee. È consigliato nei casi di infezioni virali, influenza, verruche, funghi, acne ed herpes.

Panela

La panela ha un sapore gradevole e il suo potere edulcorante è superiore a quello dello zucchero. Si considera che settanta grammi di panela equivalgano a cento grammi di zucchero. Lo zucchero non ha valore nutritivo, la panela sì. La Federazione nazionale dei produttori di caffè della Colombia ha diffuso la seguente tabella, molto interessante:

Contenuto degli ingredienti (su 100 grammi)		
Costituenti	**Panela**	**Zucchero**
Calorie	312	385
Acqua (g)	12,3	0,85
Proteine (g)	0,5	0,0
Grassi (g)	0,1	0,0
Carboidrati (g)	86,0	99,3
Ceneri (g)	1,1	0,2
Calcio (mg)	80,0	0,0
Fosforo (mg)	60,0	0,0
Ferro (mg)	2,4	0,1
Tiamina (mg)	0,02	0,0
Riboflavina (mg)	0,07	0,0
Niacina (mg)	0,3	0,0
Acido ascorbico (mg)	3,0	0,0

Latte e derivati

Latte materno. Il latte materno è il miglior alimento per il bambino; andrebbe somministrato il più a lungo possibile (fino a tre anni d'età e come minimo durante i primi sei mesi di vita).

Ci sono diverse tipologie di latte che possono integrare quello naturale umano, ma il latte migliore è sempre quello della madre.

Latte di mucca. Previene l'osteoporosi, combatte le infezioni, previene ulcere peptiche, carie, bronchite cronica, aumenta l'energia vitale, riduce il colesterolo, allevia le irritazioni gastrointestinali.

Contiene calcio e vitamina D. Il calcio è un composto protettivo che disintossica gli acidi biliari nel tratto intestinale (acidi che possono provocare il cancro).

Il latte scremato può essere utile alle arterie; contiene prostaglandine E_2, che proteggono lo stomaco e le pareti intestinali dagli attac-

Latte di *qualità eccellente*: il latte materno.

Latte di *prima qualità*: latte di cocco, di capra.

Latte di *seconda qualità*: latte di mucca pastorizzato.

Latte di *terza qualità*: latte in polvere.

Latte di *pessima qualità*: latte condensato, latte evaporato e conservato con sali di sodio; il latte «a lunga conservazione è generalmente sterilizzato con radiazioni e superpastorizzato, fatto che provoca la totale distruzione dei suoi enzimi».

chi di sostanze chimiche nocive prevenendo le ulcere. Quantunque non cicatrizzanti, alleviano comunque il dolore.

Latte, yogurt e formaggio forniscono calcio, fosforo, proteine e vitamina A. Latte e yogurt sono ricchi di vitamine B.

Alcune persone soffrono di intolleranza al lattosio, perciò non possono consumare latte.

I grassi saturi presenti nel latte sono associati all'aumento di colesterolo nel sangue e, di conseguenza, a un rischio maggiore di contrarre malattie cardiache e alcuni tipi di cancro.

Il dottor Richark A. Schreiber, pediatra gastroenterologo del Massachusetts General Hospital di Boston, afferma: «L'allergia al latte di mucca è una delle cause principali di diarrea cronica e problemi di sviluppo nell'infanzia».

Gli esperti raccomandano di non dare yogurt ai lattanti sotto l'anno di età, perché le proteine di questo alimento possono scatenare reazioni come diarrea, mancanza di sonno, coliche, eruzioni cutanee e allergie respiratorie.

Latte di fico (lattice di fico). Efficace per eliminare i parassiti.

Latte di cocco. Dal frutto si estrae un bicchiere d'acqua di cocco, si rimuove la polpa e si frulla il tutto (a seconda dei gusti, è possono filtrare o meno; per i bambini sarà opportuno filtrare). Non occorre cuocerlo, dolcificarlo o scaldarlo. Per i neonati si consiglia l'acqua di cocco acerbo, che è idratante. Il cocco maturo è lassativo.

Latte di soia. Si estrae dai semi della soia gialla. Assomiglia a un formaggio fresco, dal gusto neutro, per questo lo si usa per piatti dolci e salati. È ricco di proteine, vitamine e minerali, povero di calorie e non contiene colesterolo. Contiene vitamine del complesso B. Per quanto riguarda le proteine, sostituisce quelle della carne e supera quelle del latte di mucca. Ecco la ricetta per ottenere il formaggio e il latte di soia.

Lavare la soia e lasciarla in ammollo per dodici ore, con acqua sufficiente a coprire i semi; trascorso questo tempo, scolare e lavare di nuovo la soia. In seguito, si eliminano le bucce immergendo di nuovo il tutto in abbondante acqua e filtrando. È importante eliminare tutte le bucce, perché sono molto indigeste. I semi così pelati andranno frullati due volte. Bollire a fuoco lento in sei litri d'acqua, con qualche scaglia di carbone vegetale, cannella o chiodi di garofano, per togliere il caratteristico odore. Bollire da quindici a venti minuti, mescolando con una spatola o con un cucchiaio di legno. Colare. Il risultato è quello che viene chiamato farina di soia o tofu.

Per mezzo chilo di soia si ottengono sei bottiglie di latte.

Latte di capra. È il latte che assomiglia di più a quello umano e costituisce un ottimo alimento per il cervello. Contiene cloro e, grazie alla sua azione germicida, è efficace contro i disturbi renali. Facile da digerire e assimilare, essendo ricco di fluoro fa bene allo smalto dei denti e previene le carie. Utile nei casi di artrite, reumatismi e problemi di acidità. Il siero sviluppa la flora intestinale. È alcalinizzante, grazie al suo alto contenuto di sodio, potassio e calcio. Poiché la capra gradisce la corteccia degli alberi e gli strati esterni delle erbe, produce un latte ricco di silicio, nemico della tubercolosi (comune nelle mucche da latte). Inoltre, questo latte ha effetti ricostituenti e curativi grazie all'equilibrio dei suoi elementi.

Latte di mucca umanizzato. È latte in polvere usato per integrare il latte materno; nella maggioranza dei casi causa coliche e indigestioni. Questo tipo di latte non deve sostituire il latte materno, ma integrarlo.

Formaggio fresco. È un alimento delicato, digeribile e con una quantità di grassi generalmente inferiore a quella dei formaggi stagionati; è facilmente digeribile dall'organismo.

Yogurt. È uno dei derivati del latte più consigliati, perché contiene microrganismi simbiotici che producono molte sostanze nutritive.

Il medico russo Elias Metchnikov, vincitore del Nobel nel 1908 per le sue ricerche nel campo dell'immunologia, affermava che gran parte delle malattie sono causate dalla putrefazione dei microbi nell'intestino. Era convinto che fosse possibile combattere i microrganismi patogeni dell'intestino con altri presenti nel latte fermentato o *acido*, cioè lo yogurt. Durante le sue ricerche scoprì un microbo produttore di acido lattico, che venne chiamato *Lactobacillus bulgaricus*. Recenti studi dimostrano che lo yogurt contiene un'elevata quantità di potenti antibiotici. Due gastroenterologi di Chicago hanno combattuto un'epidemia di diarrea che aveva colpito tutta la città agli inizi degli anni Sessanta con un preparato di *Lactobacillus acidophilus*, uno dei tipi più comuni di batteri della fermentazione del latte.

Attualmente, nello yogurt sono stati identificati sette distinti antibiotici naturali, in grado di combattere una varietà di microrganismi che provocano malattie intestinali; uno di questi è l'acidophilina, potente come la streptomicina, la penicillina e la terramicina.

Secondo Elias Metchnikov, esiste una relazione diretta tra la dieta ricca di yogurt e una maggiore longevità.

Questo alimento è ricco di proteine, minerali, enzimi e vitamine. Ha proprietà antibiotiche naturali. È consigliato alle persone la cui flora intestinale è stata distrutta dall'uso degli antibiotici.

Germogli

Contengono una sostanza chiamata auxina, che ritarda l'invecchiamento cellulare, e clorofilla, sostanza corrispondente all'emoglobina del sangue per la sua somiglianza chimica. Nella clorofilla infatti l'unica differenza è il magnesio al posto del ferro e pertanto si ritiene che essa abbia proprietà antianemiche e ricostituenti per l'organismo. La clorofilla depura il sangue e ringiovanisce le cellule.

I germogli contengono incredibili quantità di vitamine, minerali, proteine ed enzimi. Costituiscono un alimento meraviglioso, utilizzato già cinquemila anni prima di Cristo.

La germogliazione aumenta in maniera considerevole il contenuto di minerali e vitamine dei semi, permette di consumarli crudi e di beneficiare della totalità delle sostanze nutritive; i germogli sono dei complementi alimentari economici ed efficaci per una cura di rimineralizzazione. Durante una dieta per dimagrire si possono usare germogli di fagioli, grano, miglio, orzo, lenticchie, soia, girasole, senape, alfalfa e ceci.

I germogli aumentano la produzione del latte materno, sono molto utili nei casi di ulcere o perdite di sangue, combattono l'anemia, agiscono contro lo stress, favoriscono la rigenerazione della flora intestinale, regolarizzano i processi enzimatici, sono ricchi di clorofilla e molto raccomandati per i bambini.

Per germogliare, i semi vanno lavati e messi in un contenitore pulito, con un'apertura ampia, tenendo presente che i semi aumenteranno il loro volume da quattro a sei volte. Vanno lasciati in ammollo per una notte. Al mattino vanno lavati in acqua corrente e sgocciolati. Per poter germogliare, i semi non devono mai seccarsi; si bagneranno dunque al mattino e al pomeriggio. Perché si arricchiscano di clorofilla, collocare il contenitore in un luogo esposto alla luce solare.

- Vanno consumati il quarto giorno di germogliazione, quando sono all'apice del loro valore nutritivo.
- Il processo di germogliazione dura in media da quattro giorni a una settimana.
- Essendo un cibo vivo, i semi vanno mantenuti umidi ma non inzuppati, per evitare che marciscano.
- Se li si lascia a bagno per più tempo, marciscono e perdono le loro proprietà.
- Se non si consumano subito, occorre refrigerarli per arrestarne la crescita (si mantengono fino a otto giorni senza perdere le loro proprietà).
- I semi devono essere freschi, integrali e senza trattamenti chimici.

La seguente tabella fornisce indicazioni:

Semi	Ammollo	Germinazione
Sesamo	6 ore	3-4 giorni
Arachide	12 ore	4-5 giorni
Fagiolo	12 ore	4-5 giorni
Ceci	12 ore	4-5 giorni
Lenticchie	8 ore	3-4 giorni
Mais	12 ore	4-5 giorni
Soia	12 ore	4-5 giorni

Allorché un seme rimane umido per più di quindici ore, la parte esterna comincia ad ammorbidirsi e permette così alla radice di germogliare; è in questo momento che il seme raccoglie tutta la sua energia e si prepara alla riproduzione. In questa fase i germogli sono organismi viventi e sono quindi ricchi di enzimi vitali. Sono superiori a qualsiasi altro alimento, perché il loro valore nutrizionale aumenta dal 100 al 300%.

Clorofilla

Presente nel succo delle verdure a foglia, è la sostanza colorante che produce il colore verde responsabile della fotosintesi. La clorofilla è il sangue delle piante. Contiene molte sostanze nutritive e composti salutari facilmente assimilabili dal sangue; la sua struttura molecolare è infatti molto simile a quella dell'emoglobina.

Ricca di calcio, minerali, vitamine, ferro, è un antisettico naturale e un depuratore degli organi. Stimola la ricostruzione e il buon funzionamento cellulare ed elimina l'acidità di stomaco.

La clorofilla si assume consumando ortaggi, specialmente foglie crude (cavoli, spinaci, cetrioli, crescione, alfalfa, insalata). Depura il sangue ed elimina dall'intestino le tossine accumulate con maggior frequenza nel sangue. Contribuisce inoltre ad alleggerire il fegato, apporta ferro ai tessuti del cuore, allevia i problemi di glicemia, aumenta la montata lattea, allevia le infiammazioni della gola, contribuisce a curare l'influenza, diminuisce il muco nasale, rivitalizza il sistema vascolare e velocizza la guarigione delle piaghe.

Lievito di birra

Si presenta sotto forma di polvere o in compresse; è una piccola fabbrica chimica che converte gli zuccheri in amminoacidi, fornisce enzimi minerali e in più produce vitamine. Si tratta di un fungo microscopico che si trova allo stato naturale nella buccia di alcuni frutti e nel mosto della birra. Come integratore alimentare, si trova in vendita nei negozi di alimenti biologici.

Il lievito di birra è consigliato per anemia, tensione nervosa, stress, caduta dei capelli e acne.

La nutrizionista nordamericana Adelie Davis è giunta alla conclusione che il lievito di birra è uno degli elementi maggiormente in grado di dare risposte nutrizionali all'alimentazione nel mondo, tenendo conto del suo basso costo e degli elevati benefici.

Il lievito di birra è usato nei trattamenti dimagranti, assunto cinque minuti prima dei pasti principali. Al contrario, per l'aumento di peso e il ristabilimento dell'organismo, va assunto dopo i pasti. Il lievito di birra non deve essere bollito, perché perderebbe parte delle sue qualità.

È un elemento energetico, stimolante e rigenerante, ricco di vitamine B_1, B_2, B_6 e B_3, minerali e proteine. Esercita un'azione depurativa e rimineralizzante per i capelli e la pelle.

Altri lieviti (di miele ecc.)

Contengono amminoacidi, minerali e vitamine, ossidi di fosforo, potassio, sodio, magnesio, calcio, silice, ferro e tracce dei seguenti minerali: zolfo, ferro, cloro, alluminio, bario, boro, cobalto, rame, piombo, manganese, molibdeno, nichel, selenio, cromo, zinco e vanadio.

Il medico giapponese Maza Kazu Tada elenca i valori nutritivi del lievito:

Vitamine nel lievito	**(mg/100 g)**
Tiamina	152,40
Acido nicotinico	504,70
Acido pantotenico	102,30
Riboflavina	43,25
Piridossina	4100,00
Acido paraminobenzoico (paba)	194,30
Acido folico	37,00
Biotina	1,40
Inositolo	4200,00
Colina	4118,00

Capitolo 5

Frutta e frutta secca

FRUTTA

La *frutta* è uno degli alimenti più importanti. «L'acqua di tutti i frutti ricchi di succo è un'acqua viva, contiene la vita trasmessale dalle cellule vegetali che l'hanno formata; il nostro organismo se ne serve per depurare e disintossicare le cellule, condizione indispensabile alla salute del corpo, il quale dipende dalla salute delle cellule che lo formano» (Victor A. Blanco).

In Canada negli anni Settanta è stato condotto un esperimento; due virologi si sono accorti che un virus posto a contatto con una fragola si bloccava e non riusciva a svolgere il suo normale processo. Pensando che potesse essere interessante per il controllo delle infezioni virali, i due scienziati hanno analizzato vari estratti di frutta e le loro reazioni ai normali virus, dimostrando che tutti gli estratti di frutta sconfiggevano i virus. Nessun virus della polio era sopravvissuto dopo essere entrato in contatto in provetta con estratto di mora, mela selvatica, mirtillo, uva, prugna, melagrana, lampone o fragola; i lamponi risultarono i più efficaci. I ricercatori sono giunti alla conclusione che «i composti antivirali di vari frutti e delle piante possono agire tanto nei virus quanto in quelle cellule in grado di accoglierli per prevenire infezioni».

La maggior parte della frutta contiene fruttosio, uno zucchero naturale che dà energia. I frutti, crescendo nella parte alta delle piante ed essendo quindi più esposti al sole e all'aria, sono molto energetici.

La rivista *British Medical Journal* riporta che il dottor Mongalam Sri Sridhar e i suoi colleghi dell'Università di Glasgow hanno individuato nella frutta una serie di sostanze antiossidanti, cioè le vitamine e soprattutto la vitamina C, che ha una funzione antinfiammatoria essenziale, e hanno riferito che un'alimentazione ricca di frutta protegge dalle infezioni polmonari croniche.

Quando consumiamo la frutta dobbiamo ricordare i seguenti punti:

- Consumare frutta più fresca possibile.
- Non combinarla con altri alimenti.
- Non esagerare con i succhi di frutta acida.
- È sconsigliato bere succhi di frutta dopo i pasti.
- Le verdure e la frutta non devono essere assunte durante lo stesso pasto.
- È consigliabile masticarla bene.
- Lavarla molto bene.
- Né troppo matura né troppo acerba.
- Gli agrumi vanno consumati preferibilmente al mattino.
- La frutta dolce si può consumare a qualsiasi ora.
- La frutta dolce può essere combinata con altra frutta dolce, a eccezione del cocomero.
- La frutta acida e semiacida non permette nessun tipo di combinazione.
- La frutta neutra si può combinare con altra frutta neutra.

Salvo rare eccezioni, la verdura e la frutta non sono compatibili, così come la frutta acida e quella semiacida; il cocomero e la banana non sono compatibili con nessun tipo di cereale.

I frutti più noti e i loro usi terapeutici

Agraz (*Vaccinium meridionale sw*) (*Vaccineceae*). Consigliato soprattutto ai diabetici. In una tazza d'acqua mettere due cucchiai di agraz, bollire per 30 secondi e bere mezza tazza a digiuno e mezza tazza un'ora prima del pranzo per quindici giorni.

Albero del pane (*Artocarpus communis*). Di grande valore nutrizionale. La varietà senza semi si assume bollita in acqua, fritta a fette o arrostita; in forma di focaccia, dessert o marmellata.

Albicocca (*Prunus armeniaca*) (*Rosaceae*). Essendo ricca di potassio, è un frutto diuretico. Consumare da tre a cinque albicocche per dieci giorni riduce l'anemia. Devono essere fresche e non vanno assunte come dessert, poiché producono acidità e flatulenza. In cottura (100 grammi), spezzettata in un litro d'acqua, si usa per curare otiti e affezioni nasali; applicare in compresse sulle parti interessate. Per le emorroidi, fare semicupi con lo stesso infuso. Mangiata cruda dà grande vitalità, essendo ricca di vitamina A e C. Ottima per i bambini e le persone anemiche. Non è consigliata a chi soffre di stomaco o di fegato. È riconosciuta come possibile agente anticancerogeno, specialmente per i fumatori. Contiene betacarotene, che il corpo trasforma in vitamina A. Rispetto ai frutti freschi, le albicocche essiccate hanno una concentrazione di betacarotene maggiore. Il seme è velenoso a causa del contenuto di amigdalina. L'ingestione di semi provoca casi di avvelenamento grave.

Ananas (*Bromelia ananas, Ananas sativus, Ananas comosus*) (*Bromeliaceae*). Originario dell'America Centrale, è diuretico, disintossicante, nutritivo e digestivo. Consigliato nei casi di anemia, artrosi, acne. Contiene bromelina, che accelera la digestione. Si consuma fresco, in forma di succo, in dolci e frullati.

Annona (*Annona squamosa*) (*Annonaceae*) (*anona*). Il frutto secco, in infuso, è efficace in caso di indigestione e intossicazione. Utile anche per drenare foruncoli, nei e ascessi: applicare sulla parte interessata un pezzo di polpa tiepida con un pizzico di sale per cinque minuti, due volte al giorno, fino a miglioramento. L'annona è molto nutritiva e digestiva.

Arancia (*Citrus sinensis asbeck*) (*Rutaceae*) (*Citrus aurantium*). Originaria dell'Asia, previene i raffreddori. Si deve consumare da sola, perché produce flatulenza. La sua ricchezza di vitamine la rende indispensabile in ogni buona alimentazione. L'arancia è antiscorbutica ed efficace in tutti i casi di avitaminosi, per prevenire i raffreddori ed espellere i gas intestinali. Esercita un'azione calmante sul sistema nervoso.

Abbassa il colesterolo, combatte l'indurimento delle arterie e previene alcuni tipi di cancro grazie al contenuto di vitamina C (che contrasta gli agenti cancerogeni).

Araza (*Eugenia stipitata*). Frutto amazzonico, conosciuto anche come guava. Rinforza il sistema immunitario, previene influenza e raffreddore, è antivirale. Essendo un frutto molto acido, il consumo fresco deve essere limitato. L'araza viene utilizzata nella preparazione di succhi, sorbetti, creme, gelati, gelatine, composte e marmellate.

Avocado (*Persea americana*) (*Lauraceae*). La polpa è una fonte incomparabile di energia, proteine e minerali. Grazie al contenuto di clorofilla, contribuisce a riformare i globuli rossi del sangue. L'effetto "Viagra" della fruttoterapia consiste nel consumare mezzo avocado, un cucchiaio di miele e uno di alfalfa, da una a tre volte la settimana. L'avocado riduce il livello di colesterolo nel sangue.

Greg e Beverly Frazier scrivono nel loro libro *Aphrodisiac Cookery Ancient and Modern*: «Quando i *conquistadores* spagnoli arrivarono in Messico, videro che agli Aztechi piaceva un curioso frutto verde che chiamavano avocado. Gli indios spiegarono che *avocado significa testicolo, perché è in grado di suscitare un'intensa passione sessuale*».

In Messico si mangiano i semi e la buccia per curare l'impotenza e rinvigorire il desiderio sessuale.

Banana (*Musa paradisiaca*) (*Musa sapientum*) (*platano*). Originaria dell'America del Sud. È il frutto del sistema nervoso e unito a latte o yogurt costituisce un alimento completo. Per il contenuto di vitamina C è antiscorbutica, tonificante e utile per chi avverte fatica o stanchezza nonché per gli sportivi. Dato il contenuto di vitamina B_1, è consigliata per i disturbi nervosi e i reumatismi. Grazie al suo contenuto di vitami-

ne B_2 e B_6 è efficace nei trattamenti contro l'anemia. La banana genera e accresce la massa muscolare. I medici sportivi che lavorano con gli atleti raccomandano di assumere banane, riso e patate per la formazione dei muscoli. Favorisce la crescita, grazie al suo contenuto di vitamina A. Per la sua elevata digeribilità, agisce contro l'eccesso di succhi gastrici e biliari. Aiuta altresì chi soffre di fegato e di vescica, perché favorisce l'evacuazione e previene la stitichezza. Allevia i reumatismi. Una banana prima del pasto principale placa l'appetito. È diuretica e tonificante per il sistema muscolare, grazie al suo elevato contenuto di potassio. Le varietà *dominico* e *Harton* (che contiene molta fecola) sono state usate come rimedio contro la tubercolosi polmonare. Le banane sono in genere di facile assimilazione, ricche di calcio, potassio e fosforo. Le banane Harton si consumano sia allo stato acerbo che maturo. La varietà dominico è più piccola della Harton e i suoi caschi portano più frutti.
- *Cura di banana per il mal di testa (emicrania)*: per dieci giorni, un'ora e mezza prima della colazione, mangiare una banana matura e bere un bicchiere d'acqua. A partire dall'undicesimo giorno, bere succo di pomodoro arboreo (*tamarillo*) fino al ventesimo giorno. Sospendere per cinque giorni e ripetere.

Borojó (*Borojoa Patinoi*) (*Rubiaceae*). Consigliato contro i reumatismi. Si consuma in forma di succo. Alimento eccellente per il suo potere medicinale, aiuta la tiroide, elimina la febbre, risolve problemi alle ovaie e ai testicoli. È un digestivo ed è utile nei casi di stitichezza, anemia ed emorroidi. Un bicchiere di succo di borojó con acqua per venti giorni, a digiuno, disinfiamma testicoli e ovaie.

Cacao (*Theobroma cacao*) (*Sterculiaceae*). Sconsigliato alle persone con insufficienza epatica e a chi soffre di acne, ipertensione, problemi circolatori, emicrania e disfunzioni cardiache. Albero di origine americana, energetico e ricostituente; non bisogna esagerare con il suo consumo, perché è pesante per il fegato.

Caffè (*Coffea arabica*) (*Rubiaceae*). Originario dell'Abissinia, del Sudan e dell'Africa in generale. Stimolante del sistema nervoso, tonificante per il cuore e i nervi. Il caffè verde, non tostato, è una droga che produce una forte eccitazione, ai limiti della follia. Il suo consumo è sconsigliato alle persone che soffrono di disturbi epatici e nervosi, artrite, stitichezza, palpitazioni, epilessia, dispepsia. Una tazza di caffè contiene: venti centigrammi di caffeina, trenta centigrammi di potassio, acido caffeico e olio essenziale. Il caffè bruciato negli interni disinfetta e purifica l'ambiente. Il caffelatte costituisce un'alimentazione fittizia: diminuisce l'appetito, perché lo stomaco rimane pieno a lungo senza produrre energia. In caso di intossicazione: un clistere di caffè. Preparazione: due cucchiai di caffè per mezzo litro d'acqua; bollire, coprire, togliere dal fuoco, raffreddare e preparare il clistere. Il trattamento deve essere prescritto dal medico.

Cainito (*Chrysophyllum cainito*) (*Sapotaceae*). Si consuma crudo e fresco. Tradizionalmente usato per curare la diarrea, grazie al suo potere astringente.

Cherimoya (*Annona cherimola*) (*anona*). Raccomandata a chi soffre di malnutrizione, si consuma cruda. Consigliata per problemi digestivi, esercita un'azione emolliente e rinfrescante. È utile per combattere l'anemia e contiene un lattice che aiuta a perdere peso.

Chontaduro (*Bactris gasipaes*) (*Arecaceae*). Attiva le ghiandole interne, soprattutto testicoli, prostata e ovaie. Contiene amminoacidi essenziali. La sua polpa si usa contro il rachitismo. Il frutto, cotto o arrostito, si può frullare; il succo è ottimo contro l'anemia e la malnutrizione.

Ciku (*Achras sapota, Manilkara achras*) (*Sapotaceae*) (*nespola, sapotiglia*). Originario dell'America Centrale. Per il contenuto di calcio, rinforza le ossa. Si consuma fresco, in succhi, gelati, dolci e frullati. I semi, pestati nel mortaio con aggiunta di zucchero, si consumano caldi; essendo diuretici, alleviano le infiammazioni delle vie urinarie. Per le infiammazioni del fegato si applicano cataplasmi di semi di ciku con olio di mandorle o di cocco. Per sciogliere o eliminare i calcoli dalla vescica, si mangia il seme miscelato con buccia di ravanello (pestato, filtrato e bevuto).

Ciliegia o acerola (*Prunus avium* o *Malpighia punicifolia*). Originaria dell'Europa e del Nordamerica, viene usata per marmellate, confetture e sciroppi. Va consumata subito, perché marcisce rapidamente. Altamente depurativa, rimineralizzante, diuretica e antireumatica, aumenta le difese immunitarie; è sedativa, lassativa e regola l'attività gastrica.

L'olio estratto dai semi pressati si usa tradizionalmente per i reumatismi. Uno o due giorni di cura di ciliegia (limitarsi a due ciliegie) fa rinascere l'organismo. La vitamina A, che le dona il suo colore caratteristico, la rende ottima per la vista.

Previene la carie, allevia i calcoli renali e i disturbi della vescica, cura la gotta. In uno studio del Centro Dentale Forsyth, il succo di ciliegia scura è risultato bloccare l'89% dell'attività enzimatica che porta alla formazione della placca, preludio alla carie. È efficace per la cura della gotta e dell'artrite: assumere quindici ciliegie fresche per quindici giorni o un cucchiaio di succo di ciliegie concentrato tre volte al giorno. La corteccia di ciliegio nero selvatico è utilizzata per numerosi medicamenti contro la tosse e il raffreddore.

Cocco (*Cocos nucifera*) (*Arecaceae*). Alimento efficace contro debolezza, mancanza di memoria e infezioni polmonari. Il latte di cocco è un alimento eccellente, poiché contiene acqua vegetale, olio e albumina.

L'acqua di cocco è un vero siero fisiologico naturale e la polpa è ricca di vitamine del complesso B; il frutto è quindi consigliato per rafforzare il sistema nervoso. Il cocco regola il funzionamento dell'intestino ed è un potente alcalinizzante, cioè depura il sangue. Allevia arteriosclerosi, diabete e obesità. Il cocco maturo associato all'ananas (in forma di succo) è un efficace vermifugo: espelle parassiti di tutti i tipi (bere il succo di cocco e ananas senza zucchero, a digiuno).

L'acqua di cocco acerbo è molto diuretica: facilita il funzionamento dei reni e delle vie urinarie.

Il cocco è migliore se raccolto giovane, con la scorza di colore bianco-verde e la polpa tenera, che può essere mangiata con un cucchiaio. Quando lo si acquista, bisogna far attenzione che sia pesante e con il liquido che si muove all'interno; i suoi tre *occhi* devono essere secchi, senza odore di rancido o di muffa.

Cocomero o anguria (*Citrullus lanatus*) (*Citrullus vulgaris*) (*Cucurbita citrullus*) (*Cucurbitaceae*). È il frutto dei reni, perché li depura. Bisogna consumarlo il più fresco possibile, perché una volta aperto si deteriora rapidamente, producendo tossine. Il succo è mineralizzante e depura i tessuti e il sangue. Aumenta la minzione ed è consigliato nei casi di bronchite, catarro polmonare e altri disturbi al petto. Non si combina con altra frutta. Depurativo, diuretico e leggermente lassativo.

Corozo (*Acrocomia culeata*) (*Arecaceae*). Si usa come espettorante, vasodilatatore e digestivo.

Cotogno (*Cydonia maliforme*) (*Cydonia oblunga*) (*Rosaceae*) (*mela cotogna*). Usato contro la diarrea, le piaghe e l'incontinenza. Va consumato fresco, di stagione, da solo o dolcificato con miele, ma sempre cotto. Per calmare il dolore causato dalle emorroidi e per ridurle, si fanno applicazioni di polpa cotta al forno. È astringente, previene i problemi epatici, è benefico per lo stomaco. Raccomandato in caso di dissenteria, vomito e tubercolosi.

Curuba (*Passiflora mollissima*) (*Passifloraceae*). Viene utilizzata nelle diete dimagranti. La frutta va frullata con la buccia, che è ricca di pectina (utilizzata in caso di disordini intestinali). La curuba è utile per ulcere, gastriti e nel trattamento di ernie iatali e reflussi, essendo un tonificante muscolare. Cura lo stress. Si assume sotto forma di succo, frullato, dessert o gelato.

Dattero (*Phoenix dactylifera*) (*Arecaceae*). Ottimo per le persone convalescenti. Bolliti in acqua o nel latte, i datteri sono espettoranti. Ottimi per chi è debole e malnutrito, perché 100 grammi contengono 300 calorie. I datteri sono efficaci in caso di artrosi, reumatismi, gotta, emorroidi e stitichezza; sono utili durante l'allattamento e per chi soffre di acidità di stomaco e duodeno. Sono inoltre antinfiammatori, diuretici ed emollienti.

Divi-divi (*Caesalpinia coriaria*). Astringente; per le tonsille infiammate si fa bollire il frutto in acqua con sale marino e limone, poi si utilizza il liquido in gargarismo. Ha proprietà contraccettive ed emostatiche.

Fagiolo chachafruto o balù (*Erythrina edulis*). Nelle aree rurali del Perù si beve quotidianamente un infuso dei suoi semi per curare la cistite o la difficoltà a urinare. Per il contenuto di sostanze che attaccano i radicali liberi e la ricchezza di antiossidanti, cura le intossicazioni da sostanze chimiche e da farmaci. È il frutto dell'eterna giovinezza. Si consuma cucinato o fritto, in torte, focacce, gelati, succhi, frullati, creme, marmellate, dolci e conserve. Con i semi di chachafruto si possono preparare vari piatti, sia dolci che salati. Fornisce all'essere umano una percentuale proteica superiore a quella di fagioli, lenticchie, piselli e ceci. È conosciuto anche come balù. Ad Arbeláez (Colombia) esistono numerose microimprese familiari che si dedicano esclusivamente all'elaborazione di prodotti commestibili a base di chachafruto e guatila (torte, pane, dolci, zuppe ecc.).

Feijoa (*Feijoa sellowiana*) (*Myrtaceae*). Ossigena le cellule. Va consumata da sola o in forma di succo (con l'aggiunta di acqua o latte).

Fico (*Ficus carica*) (*Moraceae*). Il suo succo elimina i batteri e favorisce la digestione. Per secoli i fichi sono stati utilizzati per curare cancro, stitichezza, scorbuto, emorroidi, cancrena, disturbi epatici ed eruzioni cutanee, come pure per recuperare energia e vitalità. Sono ricostituenti. I giapponesi hanno isolato un agente attivo del fico, un benzoaldeide, che somministrato a malati di cancro è risultato efficace nel 55% dei casi.

Fico fiorone (*Ficus carica*) (*Moraceae*). Contiene fitoestrogeni ed è quindi consigliato alle donne che hanno superato i trent'anni, come pure per quelle che soffrono di osteoporosi e problemi di menopausa. Si berranno tre fichi frullati con acqua o latte e dolcificati con miele almeno due volte a settimana, prima di colazione o di pranzo. Il frutto contribuisce a curare problemi di miomi uterini e cisti. Va consumato regolarmente, maturo, da solo o in forma di succo.

Bollito, cura le affezioni delle vie respiratorie, perché possiede proprietà espettoranti ed emollienti. È anche lassativo; indicato per le persone che soffrono di stitichezza.

Fragola (*Fragaria chiloensis*) (*Rosaceae*). Si utilizzano le foglie, il frutto e la radice. Per combattere i geloni, lavare bene le mani o i piedi e spalmarli con polpa di fragole. Il frutto in infuso è efficace contro le irritazioni del fegato e le affezioni cutanee (applicare sulla pelle più volte al giorno).

L'acqua di fragola distillata serve per depurare il sangue e per dimagrire. Rimineralizzante, nutritiva, depurativa e astringente, la fragola favorisce l'eliminazione dell'acido urico e la salute della pelle. Combatte i virus e costituisce un blando lassativo, diuretico e astringente.

Come riporta Maud Grieve nel suo libro A *Modern Herbal* (1931), Linneo è stato il primo a scoprire e a dimostrare l'efficacia della fragola nella cura della gotta reumatica. La fruttoterapia consiglia di mangiare fragole a colazione come unico alimento (volendo, con miele e un cucchiaio di polline) per venti giorni come cura per l'artrite. Le maschere di fragola curano l'acne e le ulcerazioni croniche.

Tutta la famiglia delle fragole ha un alto contenuto di fibre proprie della frutta (pectina). È infine stato dimostrato che questo frutto è molto efficace per combattere il colesterolo.

Frutto della passione (*Passiflora quadrangularis*). Efficace nei casi di ulcere peptiche, è rinfrescante, diuretico, sedativo, digestivo, ricco di vitamina C e proteine. Raccomandato ai bambini dopo i sei mesi d'età, agli adulti e anziani (migliora le difese immunitarie). Può essere consumato crudo, in succhi, frullati, gelati o dolci. È un ottimo ingrediente per i succhi.

Granadilla (*Passiflora ligularis*) (*Passifloraceae*). Frutto pediatrico. Il succo si prepara pressando i semi in un colino (si può bere a qualunque ora del giorno). La granadilla contiene delle sostanze alcaline che combattono l'acidità di stomaco in gravidanza, stimolando il metabolismo. Regola l'eccesso di acidità. Cicatrizzante e disinfiammante delle ulcere, emolliente e depurativa del sangue.

Guama (*Inga edulis*). Regola il sistema linfatico, disinfiamma ed è efficace contro la flebite.

Guanabana (*Annona muricata*) (*graviola*). "Frutto del cotone", appartiene al gruppo della frutta dolce. Originaria dell'America tropicale, la guanabana è il frutto della digestione. Il frutto maturo esercita un'azione antibiliare, antiscorbutica e vermifuga; è raccomandato nei casi di reumatismo, gotta e artrite. Grazie al lattice contenuto nella polpa, contribuisce a migliorare la stitichezza cronica, disinfiamma il colon, cura la diverticolite, fortifica la flora intestinale, aiuta nei casi di iperacidità. Si consuma da sola o in gelati, succhi, frullati e dessert.

Guaranà (*Paullinia cupana*). È un tonico amaro e stimolante. Il consumo eccessivo causa insonnia. Deve il suo nome agli indios Guaraní, che dai suoi semi estraggono l'elisir di lunga vita. Frutto astringente, energetico e riattivante del sistema nervoso centrale, combatte l'esaurimento. Il suo effetto stimolante è dato dal contenuto di caffeina del 4%. Contiene inoltre guaranina e teobromina, entrambe stimolanti. Si assume come tonico, per calmare le nevralgie e il mal di testa provocati dalle mestruazioni.

Guava (*Psidium guajava*) (*Myrtaceae*) (*guaiava, guayaba*). Grazie all'elevato contenuto di vitamina C, la vitamina della vita, è efficace come minimo nell'80% delle malattie di cui soffre l'umanità. La guava è l'unico frutto a tutt'oggi conosciuto che contiene sedici vitamine. È un alimento eccellente, sano, digestivo e molto utile per una normale nutrizione, perciò è consigliato nell'alimentazione dei bambini e delle persone affaticate e anemiche. La fruttoterapia la considera la regina dei frutti.

Icaco (*Chrysobalanus icaco*) (*Chrysobalanaceae*). Regola la stitichezza e il sistema nervoso. Si consuma fresco, cotto o in forma di sciroppo.

Kiwi (*Actinidia chinensis*). Frutto acido originario della Cina, ma coltivato diffusamente in Nuova Zelanda. È vermifugo e antielmintico: elimina amebe e altri parassiti. Si consuma fresco, in forma di succo e di composte.

Lampone (*Rubus idaeus*) (*Rosaceae*). Lassativo e diuretico. Si consuma fresco, in forma di succo, gelato, frullato e dessert. È efficace contro febbre, diabete, dispepsia, acidità di stomaco, stitichezza, problemi di fegato, angina, bronchite, infezioni del cavo orale e della vescica. A causa del suo elevato contenuto di acidi organici è controindicato per le persone con problemi renali.

Lime (*Citrus aurantifolia*) (*Rutaceae*) (*limetta*). Chiamato anche limone dolce, combatte la gotta. Si consuma fresco o in forma di succo. Il succo di lime combatte la forfora (strofinato sul cuoio capelluto). È dolce e rinfrescante. In medicina si usa per curare lo scorbuto e, diluito in acqua, abbassa la febbre. Miscelato con olio di cocco o di mandorle, il succo di lime si applica esternamente contro le infiammazioni, specialmente del fegato. Ha proprietà digestive; con la buccia si prepara un tè efficace contro le coliche e le indigestioni.

Limone (*Citrus o limon*) (*Rutaceae*). Frutto dai mille usi. È il miglior depuratore del fegato, disinfettante, depura il sangue e fortifica i bronchi. Alcune gocce su una zolletta di zucchero, sciolta lentamente in bocca, curano il singhiozzo più ostinato grazie al ricco contenuto di acido citrico e vitamina C. È diuretico, vermifugo, ricostituente, combatte i disturbi della digestione, si utilizza come antidoto in caso di avvelenamento da alcali. Spruzzare del succo di limone attorno a un formicaio impedisce alle formiche di uscire. Applicato direttamente sulle ferite, è un ottimo disinfettante. Il succo spremuto in mezzo bicchiere d'acqua a digiuno è benefico in caso di gotta, acido urico, arteriosclerosi, ipertensione, disturbi epatici e inappetenza. I gargarismi curano il mal di gola. La buccia di limone è tonificante, stimola gli organi, provoca sudorazione e favorisce la digestione. Con un agrume simile, il cedro, si prepara per distillazione lo sciroppo di cedro, usato per dolcificare e aromatizzare le bevande medicinali. In caso di nevralgia, tagliare un limone a metà e frizionare la parte dolente.

Lulo (*Solanum quitoense*) (*Solanaceae*) (*arancina del Perù, naranjilla*). Previene e cura l'insonnia. Si consuma sotto forma di succo. È rinfrescante, diuretico, cura le malattie nervose, depura il sangue, è coadiuvante nella cura dell'arteriosclerosi e regolatore dell'ipertensione.

Mamei (*Mammea americana*) (*Guttiferae*). Aiuta la calcificazione dei denti e delle ossa. Utilizzato nella preparazione di dolci allo sciroppo.

Mamoncillo (*Melicocca bijuga*) (*Sapindaceae*). Astringente, tonifica i muscoli dello sfintere, equilibra la funzione renale. Combatte la diarrea, soprattutto nei bambini. Va consumato con attenzione, perché in alcuni casi si sono verificati problemi di soffocamento da semi. Disinfiamma la vescica e ha effetti diuretici. Si consuma fresco o in forma di succo.

Mandarino (*Citrus nobilis*) (*Rutaceae*). Depura l'organismo e fortifica i tessuti. Si consuma fresco, in forma di succo, composta e dessert. È il re della frutta semiacida, chiamata anche frutta ecologica per il suo potere di depurare l'organismo da piombo, cadmio e mercurio. Possiede proprietà solventi che riducono la fermentazione prodotta dagli amidi. Riduce le infiammazioni dei tessuti e previene le congestioni.

Mango (*Mangifera indica*) (*Anacardiaceae*). Il frutto del cuore, ricco di vitamina A; è eccellente per le cardiopatie e le valvole arteriose. Si consuma crudo, in forma di succo, composte e dessert. Le foglie masticate rafforzano le gengive e i denti deboli; curano inoltre la piorrea. Con il frutto si prepara un dolce efficace contro la debolezza di stomaco e benefico per tutto l'apparato digerente. Cotto al forno con miele, cura le infezioni polmonari e la tubercolosi.

Mangostano (*Garcinia mangostana*). È un digestivo e rigenerante delle cellule. I suoi semi, pestati con papaya e miele in forma di cataplasma, cancellano le smagliature.

Maracuja (*Passiflora edulis sims*) (*Passifloraceae*). Abbassa la pressione. Si consuma in forma di succo, frullato e gelati. La maracuja fa parte del gruppo di frutti con maggior percentuale di vitamina A o retinolo, una delle migliori amiche della pelle e della vista. Gli alimenti ricchi di questo componente stabilizzano la formazione di grassi, aumentano la resistenza alle infezioni e favoriscono la produzione delle nuove cellule, tutte caratteristiche indispensabili per mantenere bella la pelle. È un blando lassativo, collabora al buon funzionamento dell'intestino, combatte l'acido urico. Se ne consiglia il consumo in caso di infezioni della vescica, della prostata, del fegato e delle vie urinarie.

Mela (*Pyrus malus, Malus pumila miller, Medicus malus praecox*) (*Rosaceae*). È il frutto della salute: cura l'affaticamento fisico e intellettuale, l'anemia, i reumatismi, l'artrite, l'arteriosclerosi, l'epatite, le ulcere gastriche, le bronchiti, l'insonnia e il nervosismo. Si dice che "una mela al giorno toglie il medico di torno". Si mangia cruda, in composte, dolci, dessert, marmellate e succo. Facendo bollire per un quarto d'ora tre mele tagliate a pezzi in un litro d'acqua si ottiene l'acqua di mela, molto utile nelle bronchiti acute. La mela è ricca di calcio, acido fosforico, ferro, magnesio, cloro, bromo e zolfo. La mela grattugiata combatte la diarrea infantile. Al mattino è depurativa, la sera lassativa.

Consumare per tre giorni un chilo di mele crude grattugiate, come unico alimento, è ottimo per l'influenza. Grazie al contenuto di pectina, la mela protegge il cuore e i vasi sanguigni (la pectina pura, estratta dalla frutta, è un agente anticolesterolico). Il succo di mela è un efficace prodotto di bellezza per distendere la pelle.

La mela stabilizza lo zucchero nel sangue. Secondo un articolo di *American Medicine* del 1927, la polpa di mela uccide i virus. Il frutto è efficace nella terapia contro gotta, acidosi, itterizia e infezioni della vescica.

Melagrana (*Punica granatum*) (*Punicaceae*) (*granata*). Originaria della Persia. Essenziale per la crescita dei bambini, si consuma fresca o in forma di sciroppo. Il succo di melagrana si usa in alcuni paesi come tonico sessuale e ringiovanente.

Il succo allevia le infiammazioni del cavo orale, i gas intestinali e la diarrea. Essendo molto amaro, non è esente da elementi tossici; a volte provoca nausea, visione doppia e vertigini. La melagrana non è consigliata alle persone deboli, ai bambini e alle donne in gravidanza. È digestiva, astringente e vermifuga. Il succo di melagrana acerba si utilizza per le infezioni della gola. Bevuto con acqua gelata costituisce un'ottima bibita rinfrescante. Il succo rinforza lo stomaco e stimola la minzione.

Melone (*Cucumis melo*). Originario del Medio Oriente, è lassativo e diuretico. Il melone è il frutto dell'apparato digestivo. Va consumato da solo e preferibilmente al mattino. È ricco di sostanze chimiche che prevengono il cancro. Grazie al contenuto di adenosina, che si trova anche nella cipolla, nell'aglio e nei funghi porcini, è un ottimo coagulante.

Il melone giallo, chiamato anche melone di Castiglia, è usato in Cina per curare le epatiti. In Guatemala, i semi pestati si usano come vermifughi, mentre nelle Filippine questo melone si usa come coadiuvante nella cura del cancro. Infine, in India è utilizzato come diuretico. Le terapie a base di melone rigenerano l'organismo.

Mirtillo (*Vaccinium oxycoccus*) (*Vaccinium myrtillus*). Mirtillo nero o rosso. Antisettico e antinfiammatorio. Il succo di mirtillo rosso è stato utilizzato negli ospedali statunitensi nei trattamenti di paraplegici soggetti a infezioni delle vie urinarie.

Mora andina (*Rubus glaucus*) (*Rosaceae*). Per il suo contenuto di ferro, è efficace nella cura dell'anemia. Si consuma fresca in succo, composte, sciroppi, marmellate, dolci. I gargarismi con lo sciroppo di mora andina curano le infiammazioni della gola. Con le more bianche si prepara uno sciroppo contro il catarro.

Combatte la diarrea, uccide i virus, previene le lesioni dei vasi sanguigni, ha effetti lassativi. Il succo di mora andina, con miele e acqua pura, è eccellente contro malattie della gola, raucedine, infiammazioni delle gengive e della lingua. In Svezia, si utilizza una pappa di mora essiccata per curare la diarrea infantile. Le sostanze chimiche della mora (tannini) contrastano gli effetti dell'arteriosclerosi.

Mora selvatica (*Rubus floribundus*) (*Rosaceae*). Depura il sangue. Il succo di mora selvatica è un eccellente sciroppo contro le infiammazioni della gola. Il frutto fresco, dolcificato con miele o bollito con un po' d'acqua, è un espettorante meraviglioso. La sua virtù principale è quella di essere astringente (contiene elevate percentuali di tannino); si usa contro diarrea ed emorroidi, rafforza le gengive, previene la caduta dei denti, cura le mestruazioni abbondanti e la sabbia nei reni.

Mortiño (*Myrcia papayanensis*) (*Mirtaceae*). Riequilibra la glicemia. È un frutto dolce e astringente che trattiene acqua.

Nespola del Giappone (*Eriobotrya japonica*) (*Rosaceae*). Ha proprietà diuretiche e antinfiammatorie. Contro le indigestioni si utilizza la polpa cotta. È un frutto dolce e rinfrescante, stimola l'appetito e favorisce la crescita. Per le infezioni della gola: con il brodo di nove nespole, cotte in un litro d'acqua per ventinove minuti, si fanno gargarismi e se ne beve una piccola quantità ogni due ore, fino a miglioramento.

Oliva (*Olea europaea*) (*Oleaceae*) (*ulivo, olivara, piantone*). Frutto oleaginoso, contiene molto olio e poche proteine. È aperitiva, stimolante, diuretica, lassativa ed emolliente. Consigliata agli inappetenti, favorisce il drenaggio epatico e biliare. Nei casi gravi di stitichezza o di calcoli biliari si consiglia di consumare con precauzione a digiuno un bicchiere d'olio d'oliva di buona qualità miscelato a ¼ di litro di spremuta d'arancia, per tre giorni consecutivi. È l'alimento con il più alto contenuto di potassio.

Papaya (*Carica papaya*) (*Caricaceae*). È il frutto della digestione. Cura le intossicazioni e depura l'organismo. Si deve consumare matura, da sola o assieme ad altra frutta dolce, in forma di succo o frullato. Le foglie, i frutti e il succo di quest'albero sono in grado di decomporre la carne; contiene papaina, che è un vermifugo eccellente. Contiene il doppio di vitamina C delle arance e la stessa quantità di vitamina A delle carote. La papaya è ricca di sodio ed eccellente per prevenire il colesterolo.

Papayuela (*Carica gouditiana*) (*Caricaceae*) (*papaya selvatica*). Ha proprietà espettoranti. Uno sciroppo di facile preparazione è il seguente: tagliare la parte superiore del frutto, estrarre i semi con un cucchiaio e al loro posto versare miele; cuocere a fuoco lento e bere il liquido caldo. Nei casi di influenza ostinata, assumerlo al mattino e alla sera; se l'influenza è meno virulenta, solo una volta al giorno.

Pera (*Pyrus communis*) (*Rosaceae*). Se ne conoscono più di millecinquecento varietà. Frutto, foglie e fiori hanno proprietà lassative, diuretiche e calmanti, abbassano la pressione e la febbre. L'infuso di pera combatte la ritenzione urinaria e scioglie i calcoli. Originaria dell'Europa, è consigliata nei casi di stitichezza cronica. Va mangiata matura, ma non decomposta. Fornisce buone vitamine ed è un alimento che può essere consumato anche dai diabetici. È il frutto dell'uomo, consigliato per la salute della prostata.

Pesca (*Prunus persica* e *Amygdalus persica*) (*Rosaceae*) (*pesca gialla, pesca bianca, nettarina, percocca, pesca saturnina*). Consigliata nei casi di reumatismi e infezioni polmonari. Deve essere mangiata matura o bevuta in forma di succo. Foglie, noccioli e fiori sono tossici. I fiori contengono amigdalina, e le foglie acido cianidrico o prussico. È un frutto eccellente e nutriente. Combatte obesità, herpes, ulcere, stitichezza, eczemi, malattie cutanee, sabbia e calcoli renali e della vescica, insufficienza renale, disturbi prostatici. Stimola lo stomaco e il tratto digestivo.

Pitaya (*Hylocereus triangularis*) (*Cactaceae*) (*regina della notte*). Depura i reni, elimina le tossine, cura la stitichezza e favorisce la perdita di peso. Si consuma da sola, fresca o in forma di succo. È meglio evitare di masticare i semi, a meno che non si voglia usarli come purgante.

Pomarrosa (*Syzygium jambos*) (*Myrtaceae*). È un frutto antisettico, antidiabetico, antiepilettico. Come tutta la frutta, è una ricca fonte di vitamine, carboidrati e vitamina C. Si consuma fresca.

Pomelo (*Citrus maxima*) (*Rutaceae*) (*pummelo, pampaleone*). È depurativo, antiemorragico. Il succo è eccellente per curare le infiammazioni della prostata. Con la buccia si preparano ottimi dolci.

Pomodoro (*Lycopersicum esculentum*) (*Solanaceae*). Originario del Sudamerica, scioglie l'acido urico, è depurativo, diuretico e calmante del sistema nervoso. Il succo di pomodoro è consigliato alle persone stitiche. Si consiglia di assumerlo crudo e fresco, non in lattina, conserve o concentrati. Il pomodoro è ricco di vitamine. La vitamina A serve per le infezioni del cavo orale, del naso e della gola, protegge la vista e ha un'azione benefica sui reni e la vescica. La vitamina B stimola le funzioni digerenti e l'appetito. Grazie all'elevato contenuto di vitamina C, il pomodoro è antiscorbutico, protegge denti e gengive e previene i raffreddori, rafforzando l'apparato respiratorio. Il succo di pomodoro verde è utilizzato per curare scabbia e tigna; applicato sul cuoio capelluto, elimina la forfora. Il succo di pomodoro maturo, miscelato con olio di mandorle e spalmato in corrispondenza del fegato o sulle tempie, è utile nelle infiammazioni e nei mal di testa.

Pomodoro arboreo (*tamarillo*) (*Cyphomandra betacea*). Fortifica il cervello. Per abbassare la pressione e combattere l'emicrania, si diluisce il succo di pomodoro arboreo con acqua (senza dolcificare), si beve a digiuno per quindici giorni e si sospende per altri dieci, proseguendo fino al miglioramento. Per alleggerire lo stomaco, bere il succo frullato con tre ravanelli rossi e diluito in un bicchiere d'acqua per dieci giorni, sospendere per altri cinque e ripetere per altri dieci giorni.

Pompelmo (*Citrus paradisi o Citrus maxima*) (*Rutaceae*). Originario del Medio Oriente, è antiemorragico, depurativo, diuretico, digestivo e previene i problemi epatici. Consumato a digiuno, disintossica l'organismo e favorisce l'evacuazione. Si consiglia pertanto di consumarlo a digiuno o tra i pasti, ma non dopo mangiato. È raccomandato agli obesi e ai diabetici per il basso contenuto di zuccheri naturali e per l'abbondanza di sostanze vitali.

Ribes (*Grossulariaceae*) (*Ribes nigrum e ribes rubrum*). Nero e rosso. Il ribes nero cresce allo stato selvatico in tutta Europa e in Asia. Probabilmente è originario della Scandinavia. Si può assumere fresco, oppure in forma di sciroppo o purea. È diuretico e rinfrescante in caso di febbre; combatte inoltre le infiammazioni cutanee e gastrointestinali. Decongestiona l'intestino e il fegato, depura il corpo dalle tossine in caso di reumatismi, gotta, itterizia e morbillo, protegge i vasi sanguigni e prolunga la vita. Sotto forma di cataplasmi allevia ematomi, tagli e ustioni. Si usa sia il frutto che l'infuso di radici. Contiene un'elevata percentuale di vitamina C. È astringente, tonificante e sudorifero, facilita la digestione, si usa contro la diarrea, calma le coliche, i dolori di stomaco e le emicranie; cura le infezioni del cavo orale e della gola ed è usato contro i dolori dei reni e della vescica. Lo sciroppo concentrato di ribes diluito in acqua calda allevia la tosse convulsa e combatte la secchezza di gola. Questo sciroppo è venduto come prodotto farmaceutico in Svezia e in altri paesi.

Sapota (*Matisia cordata*) (*Bombacaceae*). Per il suo contenuto di vitamina A è indicata nella fase di crescita dei bambini e degli adolescenti, come pure per aumentare le difese immunitarie. È un frutto dolce.

Susina (*Prunus domestica*) (*prugna*). Originaria di Europa, Asia e Medio Oriente. Ne esistono molte varietà; ai tempi di Luigi XIV se ne conoscevano già 180 e oggi se ne contano a centinaia.

È un potente lassativo. In un centro geriatrico della contea di Essex, New Jersey, dove trecento pazienti di età avanzata dipendevano dalle pasticche lassative giornaliere, è stata sperimentata una dieta a base di crusca a colazione e mezza tazza di infuso di susine al giorno, più una piccola quantità di polpa di mela. Un anno più tardi, il 90% dei pazienti non assumeva più lassativi chimici. I costi dei medicinali si sono ridotti di 44.000 dollari nel giro di un anno.

L'ingestione di due cucchiai di succo di susine fresche allevia le irritazioni del cavo orale, le ulcere labiali e le afte. Il pruno selvatico ha proprietà astringenti; in infuso si usa contro diarrea, emorragie e incontinenza urinaria. Se usato per i gargarismi, è utile contro mal di gola e infiammazioni della bocca. Bisogna consumarlo fresco, perché si conserva per pochi giorni. È tonificante, depurativo e stimolante.

Le persone non abituate al suo consumo all'inizio possono provare pesantezza e un aumento dei gas intestinali; quando il tratto intestinale si adatta, il disagio scompare.

Il *Journal of the American Geriatrics Society*, settembre 1980, riporta la seguente ricetta. Succo di susina essiccata e fibre, ingredienti: ½ tazza di crusca di grano, 1 tazza di infuso di susine. Preparazione: unire la crusca e l'infuso di susine 24 ore prima dell'uso. Refrigerare e amalgamare fino a ottenere un prodotto omogeneo.

Susina Regina Claudia (*Prunus domestica*) (*prugna*). Lassativa. Si consiglia di consumarla con miele. Ha effetti curativi per malattie renali, emorroidi, stitichezza, disturbi del fegato, vescica biliare, anemia, artrite, intossicazione da cibo, da bevande o da farmaci, eccesso di colesterolo, congestione del sangue, dissenteria, ipocondria, arteriosclerosi, reumatismi, gotta e debolezza in generale. Fornisce anche l'energia per svolgere lavori che richiedono intensi sforzi fisici. Le susine sono molto nutrienti, facili da digerire, ristabiliscono le forze nelle persone convalescenti; sono inoltre depuratrici del sangue, rinfrescanti, diuretiche. Grazie al contenuto di zuccheri, sono molto energetiche.

Tamarindo (*Tamarindus indica*) (*Fabaceae*). Ottimo contro la stitichezza. Si consuma in forma di bibita, succo, composta, marmellata, dolce o gelato. I frutti si utilizzano per preparare dolci e bevande; hanno proprietà lassative. La polpa di tamarindo contiene acido citrico, tartarico e malico, cremor tartaro, zucchero, amido e altre sostanze; si utilizza come rinfrescante in minime quantità e come purgante da 40 a 60 grammi. Essendo dolce, è consigliato ai bambini e alle persone deboli o delicate. L'acqua in cui sono stati lasciati in immersione i semi di questo frutto è un coadiuvante per il fegato.

Usciuva (*Physalis peruviana*) (*Solanaceae*) (*ribes del Capo*). Cura il diabete. Si consuma da sola, in forma di sciroppo, dessert o assieme ad altra frutta dolce.

Uva (*Vitis silvestris*) (*Vitis vinifera*) (*Vitaceae*). Nel mondo se ne coltivano quattromila specie. È disintossicante. Consigliata dopo un intervento chirurgico per la sua azione antisettica e cicatrizzante. Si consuma fresca e in succo. Consigliata per anemie, stati febbrili, nefrite, artrite, reumatismi e gotta. Il mosto d'uva non fermentato è lassativo. L'uva è stimolante, digestiva, rinfrescante e diuretica. È raccomandata soprattutto per le donne in gravidanza.

Uva passa. Per l'elevato contenuto di carboidrati, è un alimento energetico. Espettorante. L'uva passa ha tutte le proprietà dell'uva fresca; oltre a essere indicata per problemi renali e infezioni polmonari, combatte anemia ed emorragie, è astringente, depurativa, diuretica, lassativa, stimolante e tonificante.

Zucca dolce (*Cucurbita maxima*). Le varietà italiane più diffuse sono: marina di Chioggia, grigia di Bologna, mammut, turbante, quintale. La sua polpa pestata si applica nei cataplasmi contro tumori, infiammazioni e ustioni. Consumata regolarmente, allevia i disturbi della circolazione: tagliare un pezzo grande di polpa con la buccia, cucinarlo con una tazza d'acqua e alcune scaglie di cannella finché si ammorbidisce, raffreddare e diluire con latte; se si desidera, colare e bere come succo una volta al giorno (vedi anche il capitolo *Verdure e ortaggi*).

FRUTTA SECCA

Anacardio (*Anacardium occidentale*) (*Anacardiaceae*) (*anacardo, acagiù, mandorla d'acagiù, noce africana*). Frutto della memoria. È efficace nei trattamenti contro il cancro e ha proprietà immunologiche, grazie all'elevato contenuto di vitamina C. Si utilizza negli sciroppi contro la tosse. Il frutto secco è una noce. Ne esistono due varietà: una rossa, più succosa e dolce, e una gialla.

Arachide (*Arachis hypogaea*) (*Fabaceae*) (*nocciolina americana, spagnoletta*). Le due varietà più conosciute sono: l'africana (*runner type*), destinata all'alimentazione, e l'asiatica (*bunch type*), destinata alla produzione dell'olio. I maggiori produttori sono India, Cina, Etiopia e Stati Uniti. Contiene circa il 25% di proteine. Le arachidi sono consigliate alle persone che soffrono di problemi renali. Contengono numerosi minerali, vitamine e sono altamente caloriche. Contengono un olio molto pregiato e sono ricche di proteine, grassi e vitamine, ragion per cui sono ritenute un alimento eccellente e un potente ricostituente. Il succo delle foglie, bevuto e spalmato sul ventre, previene l'aborto. L'olio di arachidi ammorbidisce e rinforza i capelli. Consiglio per gli asmatici: miscelare miele, panela nera, aglio e arachidi, assumere il tutto per venti giorni, sospendere per cinque e ricominciare il trattamento. Non è efficace nei casi di asma allergica.

Castagna. Contenendo molto amido e poco olio, è un frutto considerato atipico. Va bollita o arrostita prima di consumarla. È dolce e tenera.

Castagna sativa. Originaria dell'Iran. Si consuma bollita, arrostita, in minestre, dolci e dessert. Per essere digerita, va assunta come piatto unico o da sola. È molto nutriente, rimineralizzante, tonifica i muscoli e lo stomaco, contiene molta vitamina C. Raccomandata alle persone nervose, ma controindicata per i diabetici.

Macadamia (*Macadamia hildebrandii*). Originaria dell'Australia. Molti alberi raggiungono un'età di cento o centocinquant'anni. Per l'alto contenuto di olio, si deteriora rapidamente. Favorisce la crescita. Si consuma fresca, abbinata ad alimenti dolci o salati. Viene chiamata anche noce del Queensland (dal suo luogo d'origine, nel nord-est dell'Australia). Le noci di macadamia si vendono senza guscio e si consumano tostate.

Mandorla (*Prunus amygdalus stokes*) (*Rosaceae*). Le mandorle possono essere dolci o amare, a seconda della varietà. Le mandorle amare contengono acido cianidrico. Dieci di esse possono causare gravi disturbi; contengono anche acido prussico, un veleno molto volatile (quindi non si devono consumare). Le mandorle dolci sono ricche di proteine, calcio e riboflavina; si usano da sole o in dessert, piatti dolci o salati. Sono energetiche, grazie al contenuto di otto amminoacidi essenziali. Le mandorle dolci curano diarrea, infiammazioni dell'uretra, bronchiti e polmoniti. Il *latte di mandorle* è un'ottima opzione alimentare per la crescita dei bambini. Molto indicato per le donne in gravidanza, bambini e studenti.
- *Preparazione*: lasciare in ammollo per tutta la notte da 7 a 18 mandorle sgusciate (secondo la quantità di latte che si vuole ottenere); il giorno seguente togliere la pellicola che le ricopre, pestarle e unirle all'acqua, dopodiché filtrare e bere lentamente a temperatura ambiente (il calore distrugge gli elementi nutritivi).

Nocciola (*Corylus avellana*). Secondo la saggezza popolare cinese, *la nocciola è uno dei cinque alimenti sacri donati dagli dèi agli uomini*. Le nocciole sono una fonte meravigliosa di proteine. Si conservano per mesi in un luogo fresco e fino a due anni in frigorifero. Grazie al contenuto di vitamina A e C, la nocciola è il frutto della gioventù. Rimineralizzante e ricostituente, è consigliata per la crescita dei bambini. Il latte di nocciole è molto nutriente; si prepara come quello di mandorle. Un infuso preparato con trenta grammi di nocciole dopo ogni pasto rimuove la sabbia dai reni. A scopo commerciale si coltivano le varietà turca, mediterranea e grande europea. La nocciola è ricca di vitamine B, C ed E; è inoltre una buona fonte di proteine. Quando il frutto è dentro il suo pericarpo, si chiama achenio.

Noce (*Juglans neotropica*) (*Juglandaceae*). Favorisce la formazione e la riparazione dei tessuti. È un frutto neutro oleaginoso. Si consuma fresco, nel latte o aggiungendolo a piatti dolci o salati. Contiene boro, oligoelemento attivante del cervello.

Noce del Malabar (*Pachira acquatica*) (*Bombaceae*) (*bombaco, noce della* Guyana). È il frutto della memoria e costituisce un coadiuvante nei trattamenti del cancro. È antidissenterica ed espettorante, astringente e antipiretica. Rappresenta un alimento importante per la salute dei tessuti. Preparazione della farina: sgusciare le noci, immergerle in un recipiente con acqua calda, ma non bollente, togliere la pellicina che le avvolge, lavare, asciugare e pestare.

Noce pecan (*Carya illinoensis*) (*Juglandaceae*). È un alimento fondamentale nella nutrizione dei Nativi Americani e cresce allo stato selvatico. Contiene il 70% d'olio (di cui il 90% insaturo) e questo fa sì che irrancidisca poco dopo la pelatura. Se non si pelano, le noci pecan si conservano in un luogo fresco per alcuni mesi.

Pinoli. Sono i semi commestibili di alcune specie di pini (*Pinus pinea*, *Pinus cembra*). Hanno un guscio tenero, senza scorza, e un forte odore di resina che consente di utilizzarli solo in scarse quantità. Si deteriorano facilmente. Tonificano il sistema nervoso e proteggono le vie respiratorie.

Pistacchi (*Pistacia vera* L.). Originari dell'Asia. I frutti sono all'interno di un epicarpio gommoso, che si ritira bagnandolo. Una volta seccati, si aprono e si mangiano. I gusci sono di colore dorato. Fin dall'antichità sono consigliati contro la malinconia e l'ipocondria. Raccomandati alle persone che svolgono professioni intellettuali.

Capitolo 6

Verdure e ortaggi

La fruttoterapia ha studiato anche le verdure, nelle quali sono state individuate delle sostanze che si utilizzano a fini terapeutici.

Questo gruppo è molto vario, poiché è chiamata verdura qualsiasi pianta coltivata nell'orto e usata come alimento, le cui foglie in genere sono fresche e verdi. Sono inclusi bulbi, fusti, radici e infiorescenze.

I vegetali a foglia verde regolano il calcio nell'organismo e sono ricchi di ferro e potassio; più sono amari, più potassio contengono. Costituiscono il rimedio migliore per neutralizzare gli acidi del corpo. La clorofilla che contengono è ricca di vitamina K, che è antiemorragica. Le verdure contengono anche elevate quantità di vitamine C e A, che vengono assorbite dall'intestino più velocemente che da qualsiasi altro alimento, rendono flessibile il corpo, puliscono la bocca, rinfrescano l'alito ed eliminano i cattivi odori.

La loro importanza risiede nell'elevata quantità di carotene, vitamina C, sali minerali, sodio, calcio, magnesio e nell'alto contenuto di fibre.

È un errore gravissimo ignorare il fatto che digeriamo più facilmente le proteine, attraverso la rottura delle loro catene di amminoacidi, proprio grazie agli elementi enzimatici e catalizzatori contenuti nelle verdure.

Con il consumo di verdure si possono evitare molti problemi e malattie. Se ci alimentassimo in maniera corretta e approfittassimo dei valori nutritivi delle verdure, godremmo di una salute migliore.

In generale, le verdure cucinate, crude o cotte al vapore sono un elemento ideale per i processi della digestione. Grazie agli elementi enzimatici e all'alto contenuto di fibre, sono in grado di spezzare le catene di amminoacidi che formano le proteine e scomporre i carboidrati dei cereali e delle leguminose. Come se non bastasse, le loro proprietà catalizzatrici facilitano l'assimilazione di minerali e vitamine, contribuendo allo scioglimento dei grassi o lipidi.

È possibile combinare:

- Proteine e verdure
- Cereali e verdure
- Farinacei e verdure
- Tuberi e verdure
- Frutta neutra (oleaginose) e verdure

Le verdure consentono una maggiore digeribilità degli alimenti e quindi una digestione più rapida, favorendo una minore permanenza nel lungo tratto digerente dell'organismo umano.

Nelle verdure crude si nasconde un'enorme e stupefacente potenza curativa, nota ancora solo in parte, in grado di sconfiggere un cospicuo numero di malattie frequenti.

Aglio (*Allium sativum*). Originario dell'Asia Centrale. Cucinato, perde il 90% delle proprietà microbicide e medicinali. *Aglio cucinato, aglio sciupato*. Utilizzato come sapore, dà ai cibi un aroma leggermente piccante. Antisettico, antibiotico, facilita la digestione e ha effetti vasodilatatori. Stimolante, antireumatico e depurativo. Applicato schiacciato sulla pelle, combatte i calli e la scabbia. Masticare a digiuno uno o due spicchi d'aglio è efficace contro i reumatismi, la dispepsia nervosa e l'ipertensione. Combatte i disordini intestinali e i problemi polmonari. Il segreto dell'aglio è contenuto nel cosiddetto olio volatile, che causa l'odore caratteristico e ha proprietà antisettiche. Il suo odore è efficace come repellente contro serpenti e scorpioni. Regola la digestione stimolando la secrezione degli enzimi e la circolazione del sangue.

Contiene elevate quantità di vitamine A, B, C e D, sodio, zolfo, iodio, calcio, fosforo, ferro, potassio, allicina, acqua, proteine, vitamine e oligoelementi.

Abbassa la pressione arteriosa, allevia bronchiti, emorroidi, varici, infezioni gastrointestinali, dissenteria, coliti, ossiuri, artriti, asma e arteriosclerosi. È utile in caso di morsi di serpenti, elimina flatulenza e vermi intestinali, favorisce la minzione (stimolando la vescica), schiarisce la voce, uccide lendini e pidocchi, si usa contro la peste per le sue proprietà disinfettanti. In infuso (uno spicchio d'aglio in una tazza di latte caldo) combatte l'insonnia e in cataplasma è efficace contro i reumatismi.

Il dottor P. Ivanov, specialista in malattie cardiovascolari, dopo dieci anni di ricerca ha concluso che aglio, cipolla e altri vegetali contenenti zolfo e ricchi di iodio, come la noce e l'alga marina, abbassano il livello di colesterolo nel sangue. Per il trattamento dell'arteriosclerosi, consiglia il succo fresco di cipolla miscelato in parti uguali con miele: un cucchiaino 3 o 4 volte al giorno.

L'aglio combatte le infezioni, diluisce il sangue, abbassa la pressione, stimola il sistema immunitario, previene e calma la bronchite cronica e agisce come espettorante. Un papiro medico egizio, chiamato El Sers e risalente al 1.500 a.C., elenca ventidue ricette a base di aglio per vari disturbi. L'allicina, il composto antibatterico odoroso dell'aglio, si sprigiona quando l'aglio viene tagliato; se l'aroma viene distrutto (cucinandolo), perde le sue proprietà antibatteriche. In Russia l'aglio è chiamato la *penicillina russa*. Il dottor Eric Block, della State University of New York, ha scoperto nell'aglio una sostanza chimica, battezzata *agliogene*, che interviene con efficacia nel processo di coagulazione. L'estratto di aglio è un potente antiossidante.

Plinio, famoso naturalista romano del primo secolo, consigliava di mangiare aglio contro sessantun malattie. In Cina, alcuni medici privi dei fondi per acquistare un antibiotico contro la meningite da criptococco, hanno somministrato aglio a sedici pazienti, di cui undici sono sopravvissuti; poiché questo tipo di infezione penetra nel midollo spinale e nel cervello, molti degli antibiotici non riescono a combattere il batterio.

Un medico di New York ha messo a confronto i risultati di cinquantacinque tipi di trattamenti della tubercolosi, dimostrando la supremazia dell'aglio.

Asparago (*Asparagus officinalis*). Originario del Mediterraneo e dell'Asia, è un ottimo ingrediente per preparare piatti squisiti. I semi di asparago polverizzati e miscelati con zucchero si utilizzano per curare i gonfiori (infiammazioni) del fegato e della milza. Ottimo per i reni. Ben cotto e senza accompagnamento di grassi, è eccellente nella dieta delle persone obese.

La sua coltivazione risale al 200 a.C. È una verdura ricca di amminoacidi e minerali, soprattutto di potassio, fosforo e calcio. Grazie al suo potere nutritivo, è eccellente per mantenere un elevato livello di energia. È inoltre un ottimo diuretico e si consuma cotto al vapore o in forma di creme e zuppe. Mangiato crudo provoca una reazione allergica. È depurativo, disintossicante, stimola le secrezioni gastriche, è benefico per il fegato e lassativo. Combatte anemia e diabete.

A esercitare l'azione diuretica e sedativa è il suo principio attivo, l'asparagina. L'asparago stimola l'intestino e tonifica i reni. Per il suo elevato contenuto di clorofilla, è raccomandato nella cura delle malattie cardiovascolari.
Contiene: acqua, glucidi, proteine, fibre, vitamine A (93,2 mg), B_1, B_2, C, calcio, ferro, fosforo, potassio (249 mg), rame, sodio e zinco.

Bietola (*Beta vulgaris*). Bieta da coste. Di sapore leggermente amaro, è originaria dell'Asia Minore. Verdura a foglia larga, si assume in forma di succo per alleviare le irritazioni dello stomaco e dell'intestino. Le foglie fresche si applicano sulle piaghe e sulle ulcere infiammate, perché leniscono dolore e infiammazione.
Contiene: fibre, calcio, carboidrati, sodio, fosforo, niacina e vitamina B_1, vitamina A e C, ferro, silicio e potassio.

Broccolo (*Brassica oleracea* L. *var. italica*). È un alimento con elevata quantità di vitamina C e acido folico, indispensabile nella produzione dei globuli rossi. Ricco di zolfo, ha proprietà digestive.
Come le altre crucifere, contiene un elevato contenuto di antidoti con-

tro il cancro, ossia indoli e glucosinolati. Possiede inoltre un'alta percentuale di betacarotene. I composti presenti nelle verdure verdi (e in quelle arancioni) agiscono da antidoti contro i processi cancerogeni.

Carciofo (*Cynara cardunculus scolymus*). Si utilizza per disturbi dell'apparato digerente, insufficienza renale, carenza di vitamina B_1, diabete, rachitismo. Può essere assunto in forma di succo fresco, infuso, in insalata, cotto al vapore, in purè e crema.

È indicato per le persone con problemi cardiovascolari, disturbi al fegato e alla cistifellea. I carciofi sono diuretici e devono essere consumati appena preparati, altrimenti diventano tossici. Il carciofo di Gerusalemme è un alimento indicato per i diabetici, perché contiene insulina naturale. Le foglie sono consigliate contro l'arteriosclerosi: bollire per dieci minuti 25 grammi di foglie macinate in 0,3 litri d'acqua, filtrare, aggiungere succo di limone e miele; bere quattro volte al giorno. È molto efficace come depurativo epatico e renale ed è energizzante. Raccomandato per le malattie epatiche, ha una funzione epatoprotettiva. Alcuni acidi del carciofo attivano le funzioni del fegato.
Contiene: acqua, glucidi, lipidi, proteine, fibre, vitamine (1354 ug), vitamina B_1, B_2, C (12 mg), calcio (86 mg), ferro (1,4 mg), fosforo (67 mg), potassio (376 mg), rame, sodio (133), zinco.

Il naturopata spagnolo Alfredo Ara Roldán spiega: «I polifenoli contenuti nelle foglie sembrano essere i responsabili della sua attività epatica, per cui il carciofo è indicato come protettore e coadiuvante nei quadri ostruttivi e nelle infezioni. Per il suo effetto diuretico è consigliato nei casi di uricemia e gotta, cistiti e litiasi renali. La cinarina contenuta nel carciofo ha un'azione ipocolesterolemizzante, cioè riduce significativamente il livello di colesterolo nel sangue».

Carota (*Daucus carota*). Per l'elevato contenuto di pigmenti antocianici, le si attribuiscono proprietà anticancerogene. È ricca di proteine, carboidrati, potassio, sodio, calcio, fosforo, zolfo, iodio, sodio, ferro e vitamine; per questo è considerata un alimento fortemente depurativo. Ricostituisce la flora intestinale, stimola l'appetito, combatte la stanchezza, previene le infezioni e le alterazioni del sistema nervoso. Non è consigliata ai diabetici e alle persone dalla digestione lenta. Si consuma in forma di succo, cotta o cruda. Utile nei casi di anemia, rachitismo, disturbi della crescita e carie. È la migliore amica dell'intestino, efficace contro diarree, stitichezza, infezioni intestinali, ulcere gastroduodenali, affezioni polmonari, reumatismi e ustioni. Applicata come maschera, cicatrizza le ferite.

Contiene carotene, il pigmento primario di tutti i vegetali di color arancione intenso, ed elevate quantità di vitamina A, che previene il cancro, migliora la vista, è vermifuga e cicatrizzante intestinale.

La maggioranza delle persone ricava il 90% della vitamina A da carote, patate, zucca, broccoli, spinaci e cavolo.

Consumare anche solo una carota al giorno previene il cancro epiteliale, specialmente quello dei polmoni. Gli scienziati concordano all'unanimità sull'influenza positiva dei caroteni naturali nella lotta contro il cancro (il betacarotene è un antiossidante). Il dottor Norman Krinsk, un'autorità in materia di antiossidanti e docente di biochimica e farmacologia della Facoltà di Medicina della Tufts University, segnala che il betacarotene produce *meravigliosi effetti immunologici*. Essendo antiossidante, protegge il sistema cardiovascolare; è inoltre un agente antinfiammatorio e ritarda l'invecchiamento.

- *Contro l'afonia*: far bollire per 15 minuti 200 grammi di carote in mezzo litro d'acqua, tritarle e strizzarle, miscelarle con acqua e un po' di miele, bere caldo.

La carota è consigliata contro la ritenzione dell'urina, l'idropisia e i morsi di animali velenosi. In succo, cotta o cruda, riunisce grandi valori nutrizionali e terapeutici.

Le foglie di carota, pestate e applicate con miele, sono curative delle piaghe. Le foglie non si devono ingerire.

Cavolini di Bruxelles (*Brassica oleracea* L. *var. gemmifera*). Ricchi di zolfo, potassio e vitamine. Contengono elevate percentuali di betacarotene e proteine; sono raccomandati soprattutto alle persone con alterazioni del livello di zucchero nel sangue. Grazie alle loro proprietà diuretiche, regolano le funzioni renali e digerenti e contribuiscono all'eliminazione delle tossine.

Stimolano le difese immunitarie dell'organismo. Come risulta da numerose ricerche condotte in tutto il mondo, le verdure di colore verde (la famiglia delle crucifere) sono formidabili agenti anticancerogeni. Secondo alcuni studi, i cavolini di Bruxelles distruggono uno dei cancerogeni più virulenti al mondo, l'aflatossina (che contamina con frequenza alcuni alimenti come arachidi, mais e riso).

Cavolfiore (*Brassica oleracea*). Originario del Mediterraneo. Appartiene alla famiglia delle crucifere; riduce il rischio di contrarre il cancro, specialmente del colon e dello stomaco. Ricco di fibre, potassio, vitamina K, acido folico, proteine, carboidrati, calcio, fosforo, ferro, vitamine, zolfo, possiede proprietà rimineralizzanti e ricostituenti.

Ha azione antiscorbutica e restaura l'equilibrio generale. Grazie al contenuto di vitamina A, alimenta i tessuti. Contiene inoltre vitamina B_1 e svolge dunque una funzione equilibratrice del sistema nervoso. È altresì antidepressivo, efficace contro diabete, diarrea, dolori muscolari, disturbi del fegato e influenza. Assieme al latte e ai suoi derivati, genera gas metano. Non è adatto alle persone con disturbi del colon.

Cavolo (*Brassica oleracea* L. *var. sabauda*) (*verza*). Esistono più di cento varietà di *Brassica oleracea*. Tra le più conosciute: cavolini di Bruxelles, lombardo, gallego, broccoli, cavolfiore ecc. Contiene elevate quantità di vitamina C.

Il cavolo previene e cura le ulcere, fortifica il sistema immunitario, distrugge batteri e virus, stimola la crescita. È uno straordinario anticancerogeno.

Gli scienziati sanno che le crucifere (le molecole dei loro composti alimentari) svolgono un ruolo importante nella battaglia tra le cellule. Questi composti possono quindi combattere il cancro in qualsiasi fase del suo sviluppo. Il dottor Lee Wattenberg, docente di patologia alla Facoltà di Medicina dell'Università del Minnesota, ha condotto degli esperimenti per dimostrare che le sostanze chimiche contenute in questi alimenti (cavolo, broccoli) penetrano nelle cellule vive e bloccano la proliferazione delle cellule tumorali.

Il dottor Safon Graham, direttore del dipartimento di Medicina Sociale e Preventiva della State University of New York, afferma che mangiare cavoli una volta alla settimana può ridurre del 66% il rischio di contrarre il cancro al colon.

L'Istituto Nazionale dei Tumori degli Stati Uniti investe milioni di dollari nella ricerca nel campo delle crucifere. Molti agenti anticancerogeni degli alimenti, tra cui quelli che si trovano nelle crucifere, agiscono sul sistema di disintossicazione dell'organismo.

Le crucifere anticancerogene sono: crescione, broccoli, cavolo, cavolini di Bruxelles, cavolfiore, ravanelli, senape, rapa, ravanello piccante, rutabaga.

Il cavolo è un potente cicatrizzante; il suo succo protegge le mucose dello stomaco, alleviando gastriti e acidità di stomaco. È diuretico e lassativo. Cura l'itterizia e le malattie intestinali, le ulcere duodenali e il gozzo. È stato dimostrato che bere poco meno di un litro di succo di cavolo al giorno è uno dei rimedi più veloci contro le ulcere peptiche di lieve entità.

Il cavolo crudo è efficace contro lo scorbuto. Il succo zuccherato delle foglie cura i catarri bronchiali, mentre quello del cavolo lombardo, somministrato ai bambini, è un ottimo vermifugo. Le foglie ben lavate, applicate come cataplasma, alleviano piaghe, emorroidi, mal di testa, lombaggini, dolori muscolari, bronchiti, infezioni epatiche, morsi di cane, ulcere varicose, gotta e punture di insetti (lavare le foglie, asciugarle, togliere la nervatura centrale, schiacciarle per far uscire il succo in superficie, applicare sulle zone interessate coprendo con una garza spessa e bendare senza stringere). Consumato in zuppa o insalata calma i nervi, combatte l'insonnia e la stanchezza, aumenta la montata lattea e agisce contro la stitichezza. Il succo delle foglie di cavolo strofinato sulla testa stimola la crescita dei capelli. Le foglie applicate sulla fronte abbassano la febbre.

Contro il mal di testa: mettere sulla fronte foglie di cavolo o argilla. Il dottor Blanc, autore di un libro sulle proprietà medicinali delle foglie del cavolo, scrive: «Attorno al 1880, un carrettiere di Mancenans, un piccolo villaggio del Doubs francese, cadde dal carro e una ruota gli passò sopra una gamba. La gravità delle lesioni fu tale che due medici decisero che era necessario amputarla. Venne chiamato un chirurgo da Montbéliard, che confermò la diagnosi. L'intervento fu deciso per il giorno seguente. Ma padre Loviar, il parroco di Saint-Claude, consigliò alla madre del ferito di fasciare la gamba con foglie di cavolo. Erano le cinque del pomeriggio. Calmato con l'aiuto di questo semplice rimedio, il ferito dormì fino al mattino seguente. Svegliatosi, era in condizione di muovere la gamba, con stupore della famiglia e di uno dei medici che era arrivato poco dopo per preparare l'intervento. Sotto le foglie del cavolo, impregnate di un'abbondante sierosità sanguinolenta, la gamba sgonfiata presentava una colorazione normale. Otto giorni dopo, l'uomo poté tornare alle sue normali occupazioni» (estratto da *Medicinas Naturales*, n. 13).

Contiene: acqua, glucidi, proteine, fibre, vitamina C, calcio, fosforo, sodio, zolfo, iodio, potassio (350 mg).

È una delle verdure verdi più ricche di carotene e di agenti anticancerogeni. È una fonte stupefacente di clorofilla.

Il *cavolo rosso* è un buon rimedio contro le malattie dei reni, combatte l'eccesso di acido urico e cura le ulcere.

Cetriolo (*Cucumis sativus*). Originario del sud-est dell'Asia (India). È eccellente nei casi di gotta, intossicazioni, obesità e malattie cardiache. Si deve assumere al naturale, sempre fresco, ben lavato e senza sale. Ha effetto emolliente sugli occhi stanchi e infiammati (mettere una fettina di cetriolo su ogni palpebra). Cura le punture delle vespe (applicandone un pezzettino sulla puntura). La maschera di cetriolo rende la pelle liscia.

Regola le funzioni renali, epatiche e della vescica, così come le reazioni termiche dell'organismo. È diuretico, contribuisce alla perdita di peso, cura l'acne, depura il sangue, è astringente (chiude i pori).

- *Latte di cetriolo*: ingredienti: 1 chilo di cetrioli, 1 cucchiaio d'olio di cocco e 2 litri d'acqua. Cuocere a bagno maria i cetrioli tagliati a fettine, finché si riducono di un terzo. Raffreddare, filtrare e aggiungere 1 cucchiaio d'olio di cocco.
- *Contiene*: abbondante acqua, proteine, carboidrati, calcio, fosforo, magnesio, ferro, iodio, vitamine, lecitina, cellulosa.

Cipolla (*Allium cepa*). Originaria della Persia. Varietà: bianca, rossa e marina (scilla marittima). Ha un odore forte e pungente. I suoi oli essenziali stimolano l'azione degli enzimi digestivi. Stimola il sistema immunitario ed elimina le tossine residue. Ricca di vitamine C, B e D, depura l'organismo, combatte le ostruzioni dell'apparato digerente, è un eccellente diuretico e antidiabetico, depura la pelle, combatte il nervosismo, allevia la tosse, è stimolante e disinfettante, combatte le infezioni, cicatrizza le ferite e regola la circolazione del sangue.

Grazie al contenuto di fibre, combatte la stitichezza. Applicata cruda sulla pelle, allevia infezioni e infiammazioni. È ricca di fibre, zuccheri, calcio, insulina vegetale, potassio, silicio, cloro, proteine, carboidrati e vitamine. Consumata cruda in insalata, al vapore, nel brodo e nelle zuppe, è antisettica, cicatrizzante e lassativa; si usa per combattere raffreddori, infezioni intestinali, emorroidi, piaghe, foruncoli e mal di gola.

Favorisce l'eliminazione dell'acido urico e stimola le funzioni del pancreas. Una cipolla al giorno, cucinata al vapore, cura l'ipertensione. Contro i morsi dei cani: applicare sulla ferita una cipolla cruda con sale e miele. Stimola l'appetito e favorisce la digestione.

La cipolla contiene prostaglandina A, un fattore che combatte l'ipertensione, favorisce la longevità, elimina i parassiti e abbassa il colesterolo. Un pezzetto di cipolla cruda sotto il cuscino combatte l'insonnia.

Una cipolla fresca, tagliata in due e aspirata attraverso le narici, blocca le emorragie nasali. Un pezzo di cipolla strofinato sul punto interessato elimina il dolore provocato dalle punture delle api.

La cipolla è stata utilizzata per curare qualsiasi cosa. Il Dipartimento Alimenti e Farmaci dell'Associazione Medica Nordamericana l'ha inclusa nella categoria dei farmaci cardiovascolari. La cipolla contiene una miscela attiva di sostanze chimiche che sviluppano una complessa chemioterapia nel sistema cardiovascolare. Contiene adenosina, che impedisce il raggruppamento delle placche e altre sostanze che sciolgono i coaguli. Coltivata da seimila anni, è sempre stata usata contro le infezioni, come diuretico, regolatore della pressione arteriosa, espettorante e tonico per il cuore.

Il dottor Victor Gurevich, docente di medicina della Tufts University, consiglia ai suoi pazienti di mangiare cipolla; ha isolato in laboratorio centocinquanta sostanze contenute nella cipolla, provando che agisce da anticoagulante riducendo il rischio di malattie cardiache.

La cipolla si usava nell'antichità per curare il diabete; nel 1923, un gruppo di ricercatori ha individuato nella cipolla degli agenti ipoglicemici, cioè agenti che riducono la glicemia. Recentemente, un gruppo di farmacisti egiziani ha scoperto una sostanza contenuta nella cipolla, la difenilammina, molto più efficace del tolbutamide per la riduzione dello zucchero nel sangue.

La cipolla è un potente antibiotico naturale. I ricercatori dell'Istituto per i Tumori Anderson hanno isolato il propilsolfuro della cipolla, che blocca gli enzimi attivatori di una potente sostanza cancerogena.
- *Contiene*: acqua, glucidi, fibre, vitamina C, calcio, ferro, fosforo, potassio (140 mg), rame, sodio, zinco, zolfo e glucochinina, sostanza che abbassa il livello di zucchero nel sangue.

Consolida maggiore (*Symphytum officinalis*). Conosciuta anche come orecchia d'asino, erba di San Lorenzo, borragine selvatica, erba del cardinale, alo o naro, è di origine asiatica e russa.

Per l'elevato contenuto di minerali (soprattutto calcio e potassio) costituisce un alimento eccellente.

Già prima del 700 d.C. era utilizzata a Roma per i trattamenti di fratture ossee, asma ecc. Nel 1912 in Inghilterra, dove il suo uso è documentato, la consolida veniva usata per curare la gastroenterite. Attualmente viene coltivata in Russia, Australia, Canada ed Europa, dove viene utilizzata in vari farmaci.

Si assume come decotto, infuso o insalata, fritta, in zuppe, succhi o combinata con pasta, pane e biscotti. Si utilizza per recuperare le forze, alleviare l'asma, contro ustioni e tagli, ulcere, dolori di schiena e mal di testa, stitichezza, reumatismi, disturbi della pressione, anemia e infezioni varie. È il vegetale in cui finora è stato scoperto il maggior numero di sali minerali e proteine.

Generalmente le piante che contengono proteine producono flatulenza (gas), ma la consolida no. Per l'alto contenuto di vitamine del complesso B, è consigliata nei casi di debolezza, gastrite, ulcere, mal di testa, stitichezza, reumatismi, anemia, infezioni del fegato e dolori muscolari.

Crescione (*Nasturtium officinalis*) (*crescione d'acqua*). Pianta acquatica che depura il sangue e stimola la digestione. Efficace contro febbre, catarro e bronchite. Si consuma in insalata, meglio se tenero. Non esagerare con la quantità, perché può irritare lo stomaco e le vie urinarie. Le donne in gravidanza corrono il rischio di aborto in seguito al consumo di grandi quantità di crescione. Combatte lo scorbuto e tutti i casi di avitaminosi o carenza di vitamina C. Pulisce l'intestino, elimina i vermi (ascaridi), stimola la minzione, combatte i reumatismi ed è diuretico. In dosi moderate tonifica lo stomaco e stimola l'appetito. Un impiastro di foglie applicato come cataplasma allevia le piaghe cutanee. Le foglie di crescione non devono essere raccolte da acque sporche e stagnanti, ma da acqua corrente e cristallina.
- *Contiene*: vitamine A, C, D ed E. È ricco di fibre, potassio, calcio, ferro, vitamine, fosforo, zolfo e iodio.

Indivia (*Cichorium endivia*) (*scarola*). È un ottimo alimento grazie all'elevato contenuto di potassio; le sue foglie contengono molto ferro.

Lattuga (*Lactuca scariola*) (*scarola, lattona, erba bussola*). È una verdura a foglia larga con grandi quantità di fibre. Consigliata contro anemia e debolezza, è rimineralizzante. La lattuga batavia favorisce il sonno. In caso di bronchite acuta o cronica, bollire per trenta minuti, in un litro d'acqua, 75 grammi di foglie di lattuga; bere tre bicchieri al giorno lontano dai pasti. Questo infuso è utile anche nei casi di tachicardia.
- *Contiene*: minerali come ferro, silicio, zolfo, cloro, calcio, potassio, fosforo, sodio.

Melanzana (*Solanum melongena*). Originaria dell'India. Cruda, contiene un alcaloide velenoso, la solanina, che viene distrutto dal calore; per questo si raccomanda di consumarla cotta al vapore, alla piastra o stufata. La buccia ha proprietà astringenti grazie al contenuto di tannini. Ha proprietà colagoghe, diuretiche, lassative e abbassa la pressione. Si utilizza in caso di problemi cardiaci e del sistema circolatorio, disturbi renali e del fegato, diabete, reumatismi, gotta e ipertensione. Allevia i dolori di stomaco e abbassa il colesterolo nel sangue.

Protegge le arterie dal colesterolo ed è anticonvulsiva (la composi-

zione della melanzana impedisce cioè le convulsioni). Recenti studi giapponesi dimostrano che il succo di melanzana previene considerevolmente le lesioni alle cellule.
- *Contiene*: acqua, glucidi, lipidi, proteine, fibre, vitamina A (17 ug), vitamine B_1, B_2 e C, calcio (12 mg), ferro, fosforo (33 mg), potassio (184 mg), rame, sodio e zinco.

Peperoncino. Della famiglia delle solanacee, è originario dell'America del Sud. Macinato, è conosciuto come *paprica*. Esistono due varietà: dolce e piccante.

Contiene elevate quantità di vitamine A e C. Più è verde, maggiore è il suo contenuto di vitamina C, che è antiossidante. Ogni frutto contiene 2.500 unità di vitamina A, vitamine del complesso B e meno di 25 calorie. Ricco di silicio, nutritivo per unghie e capelli. È un alimento eccellente per combattere influenza, asma, bronchite, infezioni respiratorie, arteriosclerosi e persino il cancro, grazie all'alto contenuto di betacarotene. Schiarisce le macchie cutanee ed è efficace contro coliche e flatulenza.

Peperone (*Capsicum annuum*). Originario dell'America Centrale. Esistono varietà dolci e piccanti. Può essere consumato crudo o cotto, alla brace o al vapore. Antidiarroico, antinfiammatorio, stimolante, tonificante, favorisce la secrezione dei succhi gastrici. Contiene una grande quantità di vitamina C (110 mg), oltre ad acqua, glucidi, lipidi, proteine, fibre, vitamina A (236 mg), calcio, ferro, fosforo, potassio (129 mg), rame, sodio e zinco.

Pomodoro (*Lycopersicon esculentum*). Previene il cancro e l'appendicite. Consigliato nelle disfunzioni epatiche e in tutti i disturbi renali.
- *Contiene*: licopene (vedi anche il capitolo *Frutta e frutta secca*).

Porro (*Allium porrum*) (*cipolla porro*). Cucinato in zuppe e bollito, è un coadiuvante nelle diete dimagranti.

Sedano (*Apium graveolens*): originario dell'Europa, Africa e Asia. Ha un basso potere calorico, è antireumatico. Cotto, è molto digeribile; indicato contro diarrea e febbre. Semi e fusti contengono un sedativo chiamato *ftalide*. Riduce l'ipertensione, rinforza i nervi.

Grazie al contenuto di sodio, favorisce la perdita di peso. Non bisogna mai utilizzare il sedano vecchio (conservato per più di tre settimane). Il sedano ha proprietà diuretiche ed elimina i gas, depura l'organismo e allevia le infezioni bronchiali. Regola la pressione sanguigna. È antiastenico, antireumatico, cicatrizzante, tonificante e stimola le secrezioni gastriche.

È consigliato per la nefrite cronica e, grazie all'alto contenuto di vitamina C, è un ricostituente del sistema nervoso, di reni, fegato e vescica. Combatte inoltre i reumatismi. Con le foglie si preparano cataplasmi per piaghe, ulcere e infiammazioni dei capezzoli. Il sedano era considerato una pianta sacra dai Greci, che gli attribuivano un'azione calmante sul sistema nervoso. Assieme alla cipolla, è l'ortaggio che contribuisce maggiormente alla rimineralizzazione dell'organismo. Ha un'influenza positiva sul metabolismo e sulla circolazione, per questo è così stimolante. Possiede potere calcificante, depurativo, emopoietico, antiartritico, stimolante delle ghiandole surrenali, antisettico, lassativo; stimola la crescita dei bambini e degli adolescenti.

- *Contiene*: acqua, glucidi, lipidi, proteine, fibre, vitamina A (1244 ug), vitamina B_1, B e C, calcio, magnesio, ferro, zolfo, fosforo, potassio (280 mg), rame, sodio (140 mg), zinco, vitamine, niacina, fibre, grassi, carboidrati e oligoelementi.

Spinacio (*Spinacia oleracea*). Originario della Persia e dell'Estremo Oriente, è ricco di clorofilla, proteine, ferro, calcio, magnesio, potassio, fosforo, sodio, iodio e zolfo, ragion per cui è considerato un ottimo ricostituente. Il suo contenuto di ferro aiuta i globuli rossi a ossigenare il sangue; è raccomandato per bambini, adolescenti, convalescenti e persone che svolgono un lavoro intellettuale. Gli spinaci devono essere consumati freschi e mai riscaldati, perché contengono nitrato che potrebbe causare intossicazioni.

L'effetto curativo dello spinacio e dei suoi succhi si esplica in caso di anemia, eczemi, stitichezza, insufficienza epatica e del pancreas. La sua energia non è solo curativa, ma anche preventiva; dobbiamo dunque riconoscergli una grande importanza nella nostra alimentazione giornaliera, consumarlo fresco e non gettare l'acqua di cottura, per sfruttare tutto il suo valore. Gli spinaci e in generale le verdure a foglia verde contengono acido folico, dagli effetti antidepressivi (appartiene al complesso della vitamina B).

Questa verdura riduce il colesterolo. Consigliato in tutti gli stadi dell'anemia, nelle disfunzioni renali, nelle emorroidi e in caso di debolezza. È un antidoto contro il cancro ai polmoni, grazie all'alta concentrazione di carotenoidi (36 milligrammi ogni 100 grammi). Contiene inoltre un'elevata quantità di clorofilla. Nel 1969, alcuni scienziati giapponesi hanno scoperto che gli spinaci riducono il colesterolo nel sangue.
- *Contiene*: grandi quantità di ferro, vitamina A, B e C. Stimola la secrezione delle ghiandole linfatiche. Non deve essere consumato dai diabetici, dai reumatici e dalle persone con stati infiammatori delle vie digestive e urinarie.

Zucca (*Cucurbita maxima*) (*Cucurbitaceae*). I semi si utilizzano per espellere i vermi intestinali, soprattutto la tenia. La zucca compare con frequenza già negli scritti di Ippocrate come diuretico e vermicida. I semi maturi contengono infatti una sostanza che diminuisce la capacità di presa della tenia e sono un mezzo eccellente per l'espulsione dei parassiti. La zucca è lassativa e in impiastro si utilizza contro ustioni e contusioni. Contiene carotene (provitamina A) e minerali; fa bene alla pelle e alla vista; contribuisce a depurare le mucose. L'infuso di zucca serve da antidoto alla stricnina (alcaloide mortale).

Le ustioni (da troppo sole o di altro tipo) si coprono con purè di zucca. I semi di zucca curano edemi, gotta, calcoli renali, bruciori e difficoltà di minzione. Le foglie si applicano nei casi di slogature, distorsioni, ematomi e strappi; aiutano a sgonfiare e ad accelerare il processo di guarigione. Le foglie, applicate in forma di cataplasmi o bevute in infusione, abbassano la febbre e bloccano la diarrea.

La polpa raschiata si applica come unguento sulla fronte per attenuare il mal di testa. Per eliminare i parassiti: masticare per cinque giorni la quantità corrispondente a una tazza di semi secchi di zucca. La zucca si consuma cucinata al vapore o al forno. È rinfrescante e combatte infezioni urinarie, diabete e insonnia.

Contiene: acqua, glucidi, proteine, fibre, vitamina A (3593 ug), vitamina B_1, B_2, C9 (mg), calcio (20 mg), ferro, fosforo (40 mg), potassio (202 mg), rame, sodio, zinco.

Zucca colombiana (*Ahuyama*). Favorisce la circolazione. È un frutto a doppia valenza (frutta e verdura). Nella fruttoterapia è chiamata il frutto della circolazione. Le bucce crude e pestate con olio d'oliva si mettono sopra le varici per curarle. Consumata cotta, in purè, torte o succhi, migliora la circolazione del sangue. Il lattice (liquido della buccia) tonifica, chiude i pori e nutre la pelle sciupata.
- *Contiene*: niacina, riboflavina, vitamina C, proteine, grassi, fibre, calcio, ferro e fosforo.

Zucchina (*Cucurbita pepo*). Originaria dell'Africa meridionale, è ricca di fibre, carboidrati, potassio, calcio, fosforo e vitamine.

Capitolo 7

Piante medicinali

Le piante sono fonte di vita e hanno usi differenti, a seconda del sapore, della densità, dell'aroma, della vibrazione e del colore.

Vengono utilizzate fin dall'antichità. Il grande medico Paracelso diceva che prati e colline sono delle farmacie. Quattromila anni fa le antiche civiltà conoscevano già le virtù terapeutiche delle piante. Il documento più antico è il papiro di El Sers, risalente al 1500 a.C., nel quale compaiono aglio e finocchio.

Nel XX secolo, il medico francese H. Leclerc sviluppò il concetto di *fitoterapia*, la scienza che si occupa dell'utilizzo delle piante medicinali nel trattamento delle malattie. Si calcola che esistano venticinquemila specie di piante medicinali. Inoltre, nelle foreste tropicali crescono tra le duecentocinquantamila e le cinquecentomila piante con proprietà medicinali ancora da studiare. Ma il vero padre della *fitoterapia* è Dioscoride, un medico greco del I secolo d.C. che riepilogò tutto il sapere farmacologico del suo tempo, raccogliendo le caratteristiche e potenzialità di circa seicento piante.

Le piante medicinali possiedono principi attivi, ossia oli:

- *Amari*: regolatori del sistema nervoso.
- *Fenoli*: con proprietà antisettiche e antinfiammatorie.

- *Flavonoidi*: combattono le infiammazioni.
- *Mucillagine*: protegge dalle irritazioni e infiammazioni.
- *Tannini*: composti che riducono le infezioni; antinfiammatori.
- *Vitamine e minerali*: indispensabili per la creazione della struttura cellulare.
- *Saponine*: con azione ormonale ed espettorante.
- *Sostanze volatili*: base degli oli essenziali.

Le piante medicinali hanno proprietà curative, analgesiche, antibiotiche, diuretiche, tonificanti, purganti, digestive, depurative, cicatrizzanti, carminative, balsamiche e calmanti.

Stimolano le difese immunitarie dell'organismo e assicurano il funzionamento ottimale degli organi e dei tessuti grazie ai valori nutrizionali e rigenerativi. Contribuiscono alla rimineralizzazione ed eliminano le tossine, favorendo la circolazione sanguigna. In genere non provocano reazioni allergiche.

Avvertenza: non tutte le piante possono essere usate senza rischi, perché contengono sostanze chimiche che potrebbero causare spiacevoli inconvenienti. Potrebbero verificarsi casi di allergie o intolleranze di un organo o un tessuto a una determinata pianta, perciò il consumo deve essere stabilito dal medico.

- È importante non utilizzare piante sconosciute.
- Informarsi dettagliatamente su ogni pianta, sulle sue indicazioni e controindicazioni.
- Sperimentare prima con piccole dosi.
- Le donne in gravidanza devono verificare che le piante assunte non siano pericolose per la loro condizione.

Acetosa (*Rumex acetosa*) (*erba brusca, erba soleggiata*). La radice depura il sangue. Bevuta in infuso allevia i problemi respiratori (bronchite, asma).

Contiene più vitamina A della carota. I fusti e le foglie si utilizzano contro le malattie del sangue e i problemi nervosi. Espettorante.

Alfalfa (*Medicago sativa*) (*erba medica*). È simile a un trifoglio più alto, con foglie tripartite. È talmente ricca di calcio che le ceneri delle sue foglie contengono quasi il 99% di calcio puro. Previene l'arteriosclerosi. Grazie all'alto contenuto di clorofilla cura le piaghe e cicatrizza le ferite.

La rivista *Journal of Nutrition* (agosto 1984) segnala che, per il suo contenuto di manganese, l'alfalfa è stata utilizzata nel trattamento dei diabetici che non rispondevano all'insulina.

Contiene: vitamina A, niacina, acido pantotenico, biotina, acido folico, sedici amminoacidi (tutti essenziali). È ricca di minerali e vitamine, specialmente tiamina e riboflavina, e di quantità straordinarie di vitamine del complesso B, vitamina K e C.

Cura le ulcere dello stomaco e del duodeno, oltre a prevenire la gastrite. A questi scopi si consiglia di consumarla regolarmente in forma di foglie tenere e fresche, in succo, in polvere o in germogli. I germogli di alfalfa sono ricchi di vitamina E e quindi particolarmente raccomandati alle madri che allattano e ai malati.

I sali minerali contenuti nell'alfalfa rendono il sangue più alcalino, riducendo di conseguenza gli stati allergici. Depura il sangue e contribuisce a eliminare l'accumulo di grassi nelle articolazioni e nei tessuti muscolari. Scioglie i calcoli della cistifellea e favorisce la minzione. Molto efficace nei trattamenti delle malattie dei reni, della vescica e del rachitismo. Ricordiamo che assunta (preferibilmente in forma di germogli) con avocado e miele, è il *viagra della fruttoterapia*.

Il ricercatore inglese Frank Bower ha scoperto che le foglie fresche contengono otto enzimi essenziali: lipasi (enzima che decompone i grassi), amilasi (che agisce sugli zuccheri), invertasi (che trasforma il saccarosio in destrosio), perossidasi (che ha un effetto ossidante sul sangue), pectinasi (che trasforma la pectina in una pappa vegetale), e protasi (che contribuisce alla digestione delle proteine).

Il dottor Bower, considerato il padre dell'alfalfa, afferma: «Questa e altre scoperte mi hanno convinto a utilizzare l'alfalfa nell'alimentazione umana. In breve tempo, molti colleghi mi hanno confermato i benefici dell'alfalfa per disturbi di stomaco, ulcere gastriche, inappetenze e altri disturbi della digestione».

Gli esperimenti hanno dimostrato che la clorofilla, gli enzimi, le vitamine e i minerali contenuti nell'alfalfa sono un ottimo coadiuvante per la digestione. Raccomandata soprattutto nella cura delle ulcere, è molto diuretica, allevia l'asma, profuma l'alito, previene le rughe e attiva il metabolismo.

Contiene due dei quattro fattori della crescita: il fattore alfalfa e il fattore acido orotico o B_{12}.

Alghe marine. Esistono più di cinquecento varietà di alghe commestibili, con cui si preparano deliziose zuppe ricche di iodio.

Le alghe marine o Kelp distruggono i batteri, stimolano il sistema immunitario, curano le ulcere, riducono il colesterolo nel sangue, abbassano la pressione arteriosa, agiscono come lassativo. Si utilizzano nel trattamento di stitichezza, bronchite, asma, obesità e disordini dell'apparato genito-urinario.

Le alghe marine, specialmente la laminaria, contengono molti agenti antibiotici e una sostanza chiamata fucoidan, che previene il cancro alla mammella.

Alcune alghe marine diluiscono il sangue; ricerche giapponesi hanno rivelato che i *polisaccaridi delle alghe brune* hanno un effetto anticoagulante simile a quella dell'eparina (noto anticoagulante farmacologico): depurano il sangue dalle sostanze grasse. Ma, secondo le ricerche del dottor B. S. Reddy, della Fondazione americana per la Salute di New York, tali alghe aumenterebbero il rischio di contrarre il tumore al colon negli animali. Il *carragheen*, additivo alimentare estratto dalle alghe marine e utilizzato normalmente negli Stati Uniti, si è rivelato cancerogeno negli animali da laboratorio.

- *Agar-agar*. Gelatina vegetale composta da una combinazione di alghe rosse. Sostituisce ottimamente la gelatina animale (ricavata dal midollo delle ossa) per preparare gelatine, dolci o salate. Sazia l'appetito e purifica.
- *Alga marina Kelp* (*Fucus vesiculosus*). Il suo contenuto di iodio contribuisce a regolare il peso corporeo. Se ne conoscono oltre ventiquattromila

specie, ma sono state studiate le proprietà di poche di queste, tra cui:

- *Spirulina* (*Spirulina plantensis*). Piccola alga azzurra di acqua dolce. Ricca di proteine e amminoacidi, è utilizzata come integratore alimentare. Coltivata e utilizzata largamente in Centro America e Messico, California, Hawaii, Thailandia, Taiwan, India e Cina, è ritenuta un alimento completo, perché il suo contenuto di proteine è superiore al 75% e perché contiene elevate quantità di tutte le vitamine e dei minerali. Oltre a rivitalizzare e nutrire, è efficace nei casi di artrite, diabete, obesità, rachitismo e debolezza generale. Si utilizza per perdere peso, perché riduce l'appetito pur fornendo le necessarie sostanze nutritive.
- *Fucus*. Per il suo alto contenuto di iodio, stimola la funzione tiroidea; si utilizza nelle diete per dimagrire.
- *Laminaria*. Calma e protegge le mucose dell'organismo, come quelle dello stomaco; è un blando lassativo.
- *Kelp* (*Laminaria sp. Nerecystis*). Alga marina ricca di quasi tutti i minerali necessari per l'organismo. Una delle migliori fonti di iodio naturale; ricca di vitamine del complesso B e vitamine E, D e K. Queste alghe sono benefiche per la salute, efficaci per diete dimagranti, disturbi nervosi, artrite e costipazione.
- *Kombu* (*Laminaria*). Alga nera ricca di carboidrati, proteine e vitamine A e B; contiene inoltre iodio, calcio, fosforo, sodio. È l'alga più ricca di iodio. Indicata per artrite, flebite e problemi circolatori.
- *Wakame* (*Undaria pinnatifida*). Alga orientale con discreto contenuto di proteine e vitamine del complesso B, sodio, calcio, fosforo e ferro. Consigliata come condimento alle persone che non possono mangiare sale. Si trova in polvere (tostata), macinata o intera. È l'alga più ricca di vitamina B_{12}.
- *Muschio d'Irlanda* o *Carragenina* (*chondrus crispus e gigartina mamitiosa*). Per il suo contenuto di iodio, si utilizza come tisana per combattere l'obesità.

Alloro (*Laurus nobilis*) (*lauro*). Le foglie si utilizzano in cucina. Regola il flusso mestruale, è digestivo, astringente e tonificante; elimina le flatulenze. In infuso, rafforza i nervi. Aggiunto all'acqua del bagno riduce l'insonnia, la sudorazione e il cattivo odore dei piedi. In cataplasma, allevia le contusioni e i dolori reumatici. Con le foglie si prepara un bagno contro l'affaticamento.

Aloe vera (*Aloe vera*). Efficace nella cura delle infezioni epatiche e delle intossicazioni. È una pianta succulenta con foglie carnose, al cui interno è presente una sostanza amara chiamata antrachinone, utilizzata nella preparazione di farmaci lassativi e purganti. Cura piaghe maligne, stimola la circolazione, calma i nervi, riduce la sudorazione, allevia reumatismi e mal di testa ed elimina l'alito cattivo (masticando le foglie). Viene utilizzata per curare ustioni, piaghe, dermatiti, infezioni e ulcere intestinali.

È costituita per il 96% da acqua; il restante 4% della polpa contiene carboidrati complessi tra cui enzimi, microzuccheri, una proteina formata da diciotto amminoacidi, vitamine e minerali. La miscela di ingredienti attivi dell'aloe prende il nome di aloina e viene estratta dalla linfa contenuta nelle foglie. L'aloina possiede le stesse proprietà curative della pianta.

Non va assunta in gravidanza. Il suo potere cicatrizzante è dato dal ricco contenuto di aloetina, stimolante del sistema immunitario. I cristalli liquidi di aloe combattono il raffreddore, l'influenza e in generale i problemi del sistema respiratorio. Attenua il dolore delle emorroidi e delle ulcere gastriche. Sconsigliata durante l'allattamento, in presenza di prostatite, mestruazione, emorroidi e varici. Una dose di 8 grammi può risultare fatale.

Altea (*Althaea officinalis*) (*bismalva, bonavischio, malvavisco*). Il decotto è espettorante e consigliato nei casi di laringite e tonsillite. La radice pestata si utilizza contro ustioni e ferite. L'infuso di foglie combatte la stitichezza e i disturbi della vescica.

È una pianta conosciuta fin dall'antichità; per i trattamenti si usano radici, foglie e fiori. È sedativa, antinfiammatoria, antidiarroica, lassativa, diuretica ed espettorante. Il succo è efficace contro le infiammazioni dell'intestino (gastrite, ulcera gastrica, colite, irritazione del colon), febbri reumatiche, gotta e artrite.

Anamu (*Petiveria alliacea*). Originario della Colombia e del Venezuela. Si utilizza in caso di cistiti e reumatismi; usata negli sciacqui, migliora lo stato delle gengive e previene le carie. Come il tasso di Fortingall, è una pianta antitumorale. Disinfiamma, fa maturare foruncoli e ascessi.

Contiene triterpene, isoarborinol (acetato e cinamato) e un macrolide con proprietà antitumorali. È antispasmodica, antinfiammatoria, diuretica e vermifuga. L'uso eccessivo o scorretto produce irritazione della mucosa gastrointestinale, cefalea e nausea. Si consiglia nei casi di afonia, cancro, cistite, infiammazioni, reumatismi e parassitosi. Le radici sono sconsigliate alle donne in stato di gravidanza.

Aneto (*Anethum graveolens*). Diuretico e tonificante dell'apparato digerente, favorisce la montata lattea nelle madri. Ha proprietà antisettiche, pulisce e disinfetta ferite e piaghe. Non bisogna esagerare con il suo consumo, perché può offuscare la vista e ridurre lo sperma. Bagni di vapore alleviano i disturbi all'utero. Scaldato in olio d'oliva e applicato caldo sui foruncoli, li porta a maturazione ed elimina il dolore. Digestivo e stimolante, l'aneto ha odore fresco, simile all'anice, e sapore dolceamaro. Utilizzato come digestivo e rinfrescante dell'alito, è efficace contro il singhiozzo e l'insonnia.

Anice (*Pimpinella anisum*). Originario dell'Asia Minore. È un sonnifero, stimola l'appetito, attenua le infiammazioni dello stomaco e costituisce un antidoto contro le punture degli scorpioni. Cardiotonico, espettorante, antisettico, cura il singhiozzo ed elimina l'alito cattivo. In infuso (30 grammi di semi per un litro d'acqua) combatte i gas intestinali, aumenta la montata lattea nelle madri e regola il flusso mestruale. È una pianta digestiva e stimolante. Efficace contro nausee e vomito. In forma di infuso, migliora la memoria e calma la tosse.

Anice stellato (*Illicium verum*). Originario della Cina. Ha un sapore forte, piccante e leggermente dolce. Allevia le coliche, combatte i reumatismi, è diuretico, digestivo e stimolante. È utilizzato contro dolori di origine nervosa, catarro, tosse cronica e digestione lenta. I semi, in infuso, stimolano l'appetito, eliminano i gas intestinali e curano le coliche infantili, aumentano la montata lattea nelle madri. L'essenza di anice non deve essere somministrata ai bambini.

Artemisia (*Artemisia vulgaris*). Chiamata anche erba di San Giovanni. Si usa tutta la pianta, radici, foglie e fiori. È stimolante e tonica. Regola le mestruazioni, allevia i dolori post-parto (si beve in infuso o si applica un cataplasma caldo di foglie sul ventre, sotto l'ombelico). Agisce sulle malattie nervose, in tisana di fiori polverizzati con latte caldo. Controindicata per le donne gravide. In dosi esagerate è pericolosa.

Assenzio (*Artemisia absinthium*) (*erba santa, artemisia*). Pianta aromatica utilizzata in infuso per alleviare le coliche biliari; può essere dolcificata con miele. Non bisogna esagerare con il consumo. Diuretico, antiputrefattivo, febbrifugo, tonificante, efficace per il fegato. È un amaro rimedio per lo stomaco e un antielmintico. L'infuso di foglie, bevuto a digiuno, espelle ascaridi e vermi, persino il verme solitario. Consumato in eccesso può provocare fenomeni tossici, ad esempio disturbi della vista. Utile contro le punture di insetti, pulci e pidocchi.

È un potente rimedio per i dolori muscolari, artrosi, slogamenti, dislocazioni e fratture. Elimina i parassiti intestinali.

Basilico (*Ocymum basilicum*). Originario dell'Asia meridionale, Indonesia e India. L'olio estratto dalle foglie uccide batteri e insetti, mentre il succo delle foglie allevia bronchite, catarro e problemi di digestione. Per il suo gradevole aroma e il gusto dolce è usato come sapore in cucina. Utile contro flatulenza e gas intestinali, nonché come antispasmodico. Cinque grammi di foglie fresche di basilico curano anche un forte mal di stomaco. L'infuso delle foglie è diuretico, stimolante, digestivo e rilassante. Il loro succo unito a miele allevia febbre, bronchite, catarro e problemi digestivi.

L'infuso di basilico stimola inoltre la montata lattea nelle madri e i gargarismi combattono i funghi della gola e del cavo orale. L'infuso freddo è efficace per i problemi agli occhi, sia sotto forma di sciacqui che di bevanda.

La radice agisce sui dolori del parto, alleviandoli e accelerando il parto stesso. Un rametto di basilico in casa allontana gli insetti. Un cucchiaino di foglie secche in infuso combatte vomito e vertigini. L'infuso di foglie fresche con qualche goccia di limone calma dolori di stomaco e spasmi intestinali.

Un pugno di foglie fresche cotte e applicate sulla testa massaggiando arresta la caduta dei capelli. Le foglie fresche bollite per dieci minuti e utilizzate come sciacqui della bocca eliminano le infiammazioni delle gengive. Con i fiori si preparano infusi che curano nervi, vertigini, tosse, coliche, angina e mal di testa di tutti i tipi. Le foglie secche pestate si usano come cataplasma per palpebre, labbra e capezzoli doloranti. È digestivo e consigliato nei casi di dispepsia, infezioni dei reni e della vescica. Il basilico è un potente regolatore del sistema nervoso.

Biancospino (*Crataegus monogyna*). L'infuso di fiori è utilizzato come antispasmodico e vasodilatatore; regola la pressione arteriosa ed è consigliato per disturbi nervosi e insonnia; cardiotonico, sedativo, antispasmodico. L'infuso di fiori e foglie si usa nei gargarismi e per frenare la diarrea.

Boldo (*Peumus boldus molina*). Le foglie di boldo contengono una sostanza chiamata boldina, usata per curare le malattie del fegato e della bile; contrastano persino gli antigeni prodotti dall'epatite. Curano i calcoli del fegato e le malattie delle vie biliari. Sono digestive e carminative. Si consumano in infuso; sono lassative ed eccellenti in caso di intossicazione alimentare. Il boldo è consigliato soprattutto per i problemi di digestione. Depurativo e colagogo, è utile in gravidanza e nell'allattamento.

Borraggine (*Borago officinalis*). Raccomandata per malattie della pelle, infiammazioni, bronchite e reumatismi; è diuretica, espettorante, sudorifera e depura il sangue. Per curare il raffreddore, si assume in infuso caldo.

Le foglie di borraggine si consumano bollite in acqua e sale; sono di facile digestione, lassative, diuretiche, consigliate contro gli attacchi di cuore. Consumata come verdura, la borraggine rafforza il fegato. Combatte gli stati di nervosismo ed è efficace contro la tosse e il catarro.

Oltre a essere un ottimo rimedio contro le debolezze cardiache, è calmante, diuretica e sudorifera. Combatte i reumatismi e i disturbi del fegato e dei reni.

I fiori in infuso favoriscono la sudorazione, alleviano gli stati febbrili e depurano l'organismo.

Calendula (*Calendula officinalis*) (*calendola, fiorrancio*). Si utilizza in infuso per depurare il sangue, contro i dolori di stomaco e i blocchi intestinali. La tintura si applica sulle ferite esterne.

In pomata è efficace per problemi cutanei, muscolari o vascolari: ferite, infiammazioni, vene varicose, ascessi, funghi, ustioni ecc.

Nel numero 20 della rivista sovietica *Vatreshni Bolesti* (giugno 1981) si analizza l'efficacia della calendula nel trattamento delle ulcere duodenali, delle infiammazioni del duodeno e della colite intestinale.

I fiori, in infuso, regolano le mestruazioni; in cataplasma, grazie alle loro proprietà antibatteriche, antisettiche e antinfiammatorie, curano eczemi, ustioni e punture di insetti. Questa pianta ha effetti antibiotici, fungicidi, cicatrizzanti e antinfiammatori.

Camomilla (*Matricaria recutita*). È un potente disinfiammante. Cura le ulcere gastriche, la congiuntivite e la rinite. L'infuso di fiori agisce contro disturbi della digestione e allergie; in compresse, la camomilla è utile contro le infiammazioni degli occhi e dell'intestino. Sedativa e antispasmodica, schiarisce i capelli. L'infuso favorisce il sonno e allevia le infiammazioni cutanee.

Cardamomo (*Elettaria cardamomum*). Contro i problemi di digestione, le emorroidi e i disturbi urinari. Il suo aroma è canforato, caldo e penetrante. La pianta cresce nel sud dell'India; la parte più conosciuta sono i frutti, usati per insaporire i cibi. Attenua l'intolleranza (soprattutto nei bambini) al glutine contenuto nei cereali. I semi di cardamomo contengono proteine, acqua, olio essenziale, carboidrati e fibre. Per il loro aroma vengono utilizzati nell'industria dolciaria (cioccolato, biscotti, caramelle, prodotti di pasticceria ecc.) e per aromatizzare tutta una serie di cibi e bevande. I Romani lo usavano per curare le malattie urinarie, come decongestionante dello stomaco e nelle diete per dimagrire. Regola il metabolismo, efficace nella cura dell'artrite e del diabete.

Carruba (*Hymenaea courbaril*) (*Ceratonia siliqua*). Frutto dell'albero del carrubo, si utilizza contro il catarro e come lassativo. La farina di carruba sostituisce il cioccolato. È un alimento nutriente e naturale, privo degli additivi chimici che si aggiungono al cioccolato.

Per preparare glasse: quattro cucchiai di farina di carruba e tre cucchiai di miele; versare il tutto in un recipiente con mezza tazza d'acqua e collocare questo recipiente in un altro in cui sia stata posta acqua che bolle (a bagno maria); fondere la farina di carruba con gli altri ingredienti e utilizzare la glassa per coprire dolci e torte.

Cedrina o limoncina (*Lippia citriodora*). Stimolante, tonica, espettorante, calmante. Consigliata alle persone con disfunzioni circolatorie. Le foglie macinate calmano il mal di denti. Rilassa i nervi.

Citronella (*Cymbopogon citratus*). Aromatica e tonica. Si utilizza contro la stitichezza e la flatulenza.

Coda di cavallo (*Equisetum arvense*) (*erba cavallina, equiseto, cucitolo, erba rugna, rasparela*). Ottima contro diarrea, emorroidi, problemi polmonari, emorragie e tonsillite. In infuso è diuretica, utile nei trattamenti di calcoli renali e infezioni urinarie. Il consumo eccessivo può provocare disturbi alla vista.

Coriandolo (*Coriandrum sativum*). Originario dell'Oriente. Stimolante, digestivo e antispasmodico. Si utilizza contro flatulenza, cattiva digestione, anoressia nervosa; in uso esterno, agisce contro i reumatismi e i dolori alle articolazioni. Previene la formazione di ascaridi e parassiti, regola il ritardo mestruale, elimina l'alitosi (alito cattivo), è astringente, stimola l'appetito. Efficace contro nausee, vomiti, inappetenza e scarsa capacità digerente, coliche e gas intestinali; disinfetta e cicatrizza ferite, piaghe e ulcere. Non bisogna esagerare con il consumo, perché può provocare sintomi simili all'ubriachezza ed euforia.

Dente di leone (*Taraxacum officinalis*) (*tarassaco, dente di cane, cicoria selvatica, soffione*). È un eccellente disintossicante; foglie e radici, mangiate in insalata, depurano fegato, vescica e reni.

Il succo delle foglie possiede proprietà diuretiche. L'infuso è utile nei disturbi della digestione, nell'acidità di stomaco e in caso d'inappetenza. Disintossica il fegato, è diuretico e un eccellente depuratore del sangue; consumato in insalata, è un potente ricostituente.

Eucalipto (*Eucalyptus globulus*). Se ne conoscono più di quattrocento varietà, tutte con proprietà medicinali. Le foglie in infuso, applicate in compresse calde sulla parte interessata, alleviano le infiammazioni renali e i dolori reumatici. I suffumigi di eucalipto agiscono contro asma, catarro e raffreddore. L'essenza di eucalipto è un antisettico impiegato contro febbre, raucedine e tosse persistente. Le foglie sono espettoranti, antisettiche e decongestionanti dei bronchi.

Finocchio selvatico (*Foeniculum vulgare*). Originario del Mediterraneo e dell'Europa meridionale, si può consumare crudo o cotto. È ricco di fibre, vitamine, proteine, grassi e carboidrati. Stimola l'appetito, favorisce la digestione, aumenta la formazione del latte nelle madri. L'infuso di radice essiccata, bevuto tre volte al giorno, combatte la diarrea. L'infuso di radici fresche ha effetti diuretici. I semi, in infuso, combattono la tosse. In caso di gravidanza non bisogna esagerare con il consumo, perché potrebbe provocare aborto. In cataplasma scioglie le ostruzioni nelle mammelle e le rende elastiche; cura inoltre i dolori del ventre. L'infuso è vermifugo e favorisce il sonno nei bambini. È antispasmodico, stimolante e antireumatico.

I semi in infuso eliminano i gas intestinali. Il decotto di radice contribuisce a eliminare i liquidi e agisce come rilassante muscolare; è espettorante e allevia la tosse cronica. Si utilizza contro le flatulenze, come l'aneto, il coriandolo, l'anice, il prezzemolo e il sedano selvatico. Rinvigorisce il sistema nervoso ed è efficace contro l'asma e le infiammazioni degli occhi. È aromatico e digestivo.

Contiene: acqua, glucidi, lipidi, proteine, fibre, vitamina A, B_1, B_2 e C, calcio, ferro, fosforo, potassio (276 mg), rame, sodio (141 mg) e zinco.

Genziana (*Gentiana lutea*). Contro le febbri intermittenti e la gotta. È una delle prime piante medicinali scoperte dall'uomo. Le radici cotte sono molto efficaci come depurativo, combattono la debolezza e i problemi di digestione. In infuso (20 grammi per 1 litro d'acqua) la genziana viene usata per lavare il viso acneico e con lentiggini.

Ginepro (*Juniperus communis*). Cresce spontaneo nel nord dell'Europa. Ha sapore dolce e aroma fragrante (perciò si brucia per profumare gli ambienti). Viene utilizzato come tonico, diuretico, disinfettante e insetticida. Non è consigliato in gravidanza. Gli impiastri fatti cuocendo steli e foglie sono efficaci per le articolazioni nei casi di artrite.

Ibisco (*Hibiscus rosa sinensis*). I fiori contengono elevate quantità di vitamina C; in infuso sono quindi un alimento eccellente per rafforzare le difese immunitarie e prevenire raffreddore e tosse.

Iperico (*Hypericum perforatum*) (*erba di san Giovanni, scacciadiavoli*). L'olio prodotto con i fiori cura e disinfetta le ferite, specialmente le ustioni. I fiori in infuso hanno un effetto calmante sul sistema nervoso; curano le crisi di nervi e i problemi epatici. L'iperico si utilizza contro catarro, emorragie, diarree, ferite, coliche, problemi alla vescica, infezioni polmonari e asma.

Lino (*Linum usitatissimum*). I semi sono espettoranti e vengono utilizzati nella cura delle infiammazioni delle vie respiratorie e del tratto digerente. Macerati, sono lassativi e curano le emorroidi. In impiastro, alleviano i foruncoli.

Maggiorana (*Origanum majorana*). È un digestivo, analgesico, cicatrizzante, disinfiammante, antisettico, stimolante, depuratore, tonificante e antispasmodico. Calma i nervi, combatte la flatulenza e favorisce le mestruazioni. Contro l'indurimento del seno femminile si applicano foglie fresche in forma di compresse; contro i reumatismi, bagni caldi con maggiorana.

Malva (*Malva silvestris*). Per le sue proprietà emollienti, si utilizza in cataplasmi per far maturare i foruncoli. Bevuta in infuso è leggermente lassativa ed espettorante. I cataplasmi agiscono contro le punture di api e zanzare, come pure contro le ustioni. Combatte infiammazioni intestinali, mal di stomaco, mal di gola, stitichezza, artrite e gotta. Le foglie in applicazione esterna curano infiammazioni, ulcere e ascessi. I bagni con foglie di malva spezzettate in acqua tonificano la circolazione e depurano il sangue. In infuso, curano i disturbi respiratori. Due cucchiai di fiori in infuso sono eccellenti per combattere la tosse; in gargarismi, alleviano le infiammazioni delle gengive e della gola. Le foglie sono un potente germicida e un sedativo naturale; grazie al contenuto di mucillaggine, sono indicate per le malattie infiammatorie, contro la stitichezza e le irritazioni cutanee. La malva è un eccellente dentifricio, immunizzante contro le infezioni della bocca e le afte. Cura le infezioni cutanee.

L'infuso di foglie e fiori mitiga la tosse, il raffreddore e la bronchite. Le foglie in decotto sono utili contro la gastroenterite; le foglie in cataplasma, contro foruncoli ed emorroidi.

Melissa (*Melissa officinalis*) (*erba cedrina, cedronella*). È un calmante dei nervi, attenua infiammazioni e dolori di vario tipo. Gli infusi di melissa sono sedativi e tonici del cuore e del cervello. Stimolante e antispasmodica, allevia la depressione; in infuso cura dolori al ventre, nevralgie, reumatismi, mal di denti e otiti. Solleva l'animo. Favorisce l'ossigenazione delle cellule del cervello.

Menta piperita (*Mentha piperita*). Consigliata contro debolezza di stomaco, coliche e vomito. Come il rosmarino e la canfora, è efficace contro irritazioni cutanee, raffreddori, mal di testa e di denti (masticare la foglia). Le foglie in infuso si utilizzano contro l'insonnia e l'agitazione nervosa. Gli steli pestati sono efficaci contro le punture degli insetti. Le foglie fresche in infuso facilitano la digestione. È un'erba di colore verde intenso e aroma fresco; tonica, stimolante e benefica per lo stomaco. Agisce sui nervi come sedativo, mitiga il mal di denti (una goccia di menta su un batuffolo di cotone premuto sulla carie) e attenua i piedi freddi (mettendo alcune foglie di menta tra il piede e la calza). Rinvigorisce tutti gli organi esercitando un'azione positiva su sistema nervoso, cuore, apparato digerente (contro nausea, pesantezza di stomaco, gas intestinali, ulcere), fegato e pancreas. Utile per l'apparato respiratorio (tosse, asma, bronchite) e contro le malattie infettive, essendo un battericida e un antisettico. La menta piperita è anche un anestetico. Masticare le foglie cura le infiammazioni alle gengive e il mal di denti. È un eccellente rimedio contro ferite, infiammazioni, reumatismi, gotta ecc.

Non va consumata in gravidanza e non bisogna somministrarla ai bambini al di sotto dei cinque anni. È un balsamo interno che regolarizza le funzioni dello stomaco, del fegato, della cistifellea e degli intestini. Combatte gli spasmi allo stomaco, il vomito e le coliche.

Menta sativa (*Menta sativa*). Eccellente digestivo e ricostituente, la menta sativa è utilizzata come vermifugo per i bambini. Stimolante, antispasmodica, tonificante, ottimo ossigenante cellulare; allevia le coliche. Rafforza lo stomaco, aromatizza e predispone a una buona digestione. Il decotto concentrato espelle gli ascaridi (vermi).

Gli arabi furono i primi a scoprire le virtù afrodisiache della menta sativa e la utilizzano contro l'impotenza e l'abbassamento della libido.

Noce (*Juglans regia*). Il decotto tiepido delle foglie di noce cura i geloni. In lozione, cura le ulcere; in infuso, contribuisce a regolare il livello dello zucchero nel sangue.

Origano (*Origanum vulgare*). In infuso calma le infezioni delle vie respiratorie. I gargarismi sono utili contro laringite e tonsillite. È un tonico per lo stomaco, stimolante per la bile; contribuisce a eliminare i gas intestinali. Diuretico, digestivo e tonificante; i fiori favoriscono la digestione. Si usa come espettorante per catarro, bronchite e asma, contro anemia, reumatismi, mal di denti, otiti. Il suo aroma allontana i serpenti.

Ortica (*Urtica urens*) (*Urtica dioica*) (*erba brucia, garganella, vendetta delle suocere*). Ne esistono molti generi e varietà. In infuso combatte l'anemia e le emorragie nasali; stimola le secrezioni dello stomaco, del pancreas e della bile. Nei diabetici, riduce lo zucchero nel sangue e nell'urina. Cura le orticarie causate dall'ingestione di crostacei e molluschi (allergie). Lavare i capelli con infuso di ortica ne favorisce la crescita. È depurativa ed emostatica (contribuisce ad arrestare le emorragie). Cura i reumatismi cronici e le paralisi. Antiallergica. Attiva nella cura dell'acne.

Consigliata nei casi di artrite, asma, lupus, psoriasi, gotta e cancro. L'infuso delle foglie aumenta la produzione di urina, facilita l'eliminazione delle scorie, riduce lo zucchero nel sangue e l'acido urico.

Il succo fresco applicato sulle ferite è cicatrizzante. L'ortica è molto ricca di calcio.

Piantaggine (*Plantago major*). Ha proprietà astringenti. Le foglie in infuso sono utilizzate come cicatrizzante. Utile contro diarrea, problemi gastrointestinali e mal di denti, la piantaggine disinfiamma i gangli, scioglie il catarro nei bronchi, allevia le infiammazioni della bocca e della gola. Le foglie, lavate e gettate in acqua bollente, cicatrizzano piaghe e ulcere; si utilizzano anche contro lebbra, morsi di cani e ustioni. In semicupio, la piantaggine agisce contro l'eccessiva secrezione vaginale (leucorrea).

Le foglie in impiastro curano ferite, fistole ed emorroidi. Gli infusi di foglie bloccano le emorragie nasali, combattono la tosse e il catarro e sono efficaci contro la ritenzione idrica.

Si conoscono oltre centoventi varietà di piantaggine. Foglie e infiorescenze in infuso sono eccellenti contro alcuni disturbi epatici e dello stomaco. La piantaggine è disinfiammante.

Prezzemolo (*Petroselinum crispum*). Utilizzato contro le infiammazioni del fegato e della milza. Emostatico. Il prezzemolo pestato arresta le emorragie nasali e il sanguinamento delle ferite. Depurativo, combatte le infezioni delle vie urinarie. Bere il succo fresco tre volte al giorno regola l'eccesso di zucchero nei diabetici. In infuso (30 grammi di semi in una tazza grande, bolliti in acqua), bevuto due volte al giorno, è efficace contro la ritenzione urinaria e il climaterio femminile. L'infuso combatte gas intestinali, flatulenza e acidità di stomaco, oltre a mitigare i dolori mestruali. In cataplasma sana ferite, ascessi e contusioni.

Una miscela di prezzemolo, olio e sale inserita in un dente malato calma il dolore causato dalla carie. Una foglia fresca strofinata sulla zona interessata allevia le punture degli insetti. Le foglie si usano come sapore in cucina. I gambi sono diuretici e in infuso alleviano le coliche alla cistifellea, mentre in impiastro curano le contusioni. Il prezzemolo è diuretico e stimola i reni. Per regolare le mestruazioni, dai semi di prezzemolo si estrae un principio attivo chiamato apiolo, che però è velenoso per l'organismo e, per la sua pericolosità, è riservato agli usi farmacologici. Il prezzemolo combatte l'alito cattivo, ma non è raccomandato alle madri che allattano (prosciuga il latte).

Contiene abbondanti quantità di vitamina A e C, tanto da essere riconosciuto come anticancerogeno; contiene anche ferro e manganese. In cataplasma (steli pestati) applicato sulla pelle assorbe i lividi.

I semi non si devono mangiare in gravidanza.

Primula (*Primula officinalis* o *Primula veris*) (*primavera, primaverula, paralisi*). Originaria dell'Europa e dell'Asia. La radice è eccellente per fluidificare le secrezioni bronchiali; si usa inoltre contro polmonite, reumatismi e gotta. I fiori in infuso sono diuretici e sedativi; sciolgono i calcoli delle vie urinarie, calmano i nervi. Le foglie crude in insalata sono un ottimo trattamento depurativo. Non assumerla in gravidanza.

Rosmarino (*Rosmarinus officinalis*). È una pianta aromatica usata in cucina per insaporire. Stimolante, elimina i gas intestinali e contribuisce a migliorare la circolazione. Si usa contro reumatismi e gotta; migliora la memoria. Applicata in infuso, agisce contro la colite ulcerosa. In suffumigi, allevia l'emicrania persistente. *Brutta è la piaga che il rosmarino non sana*: piaghe e ferite si lavano con infuso di fiori di rosmarino, coprendole poi con una garza. Le fumigazioni di rosmarino sono efficaci contro la tosse e il catarro; il fiore, in decotto, fortifica il cervello, il cuore, lo stomaco e aiuta a recuperare la memoria.

Fiori e foglie in infuso sono utili per la digestione difficile e i problemi epatici, contro lo stress e le depressioni lievi. Il rosmarino stimola la circolazione. In decotto, previene la caduta dei capelli.

La regina d'Ungheria inventò un'acqua che si usa dal XVI secolo: distillando in alcol i fiori di rosmarino, si ottiene un eccellente cosmetico che conserva la freschezza della pelle, anche delle persone in età, conferendo un'eterna giovinezza. Il miele di rosmarino è il migliore dei mieli. Dice un proverbio: *Delle virtù del rosmarino si può parlare fino al mattino.*

Ruta (*Ruta graveolens*). Ha proprietà lenitive del sistema nervoso e vermifughe (agisce contro i vermi). L'infuso è efficace in caso di mancanza o ritardo delle mestruazioni. È espettorante ed efficace nella cura della tosse e dei blocchi respiratori. Diuretica, combatte le malattie dei reni e della milza. Non va consumata in gravidanza. In infuso è vermifuga, combatte crisi nervose e crampi. Regola le mestruazioni e agisce contro le coliche mestruali. È un tonico digestivo. Combatte il mal di stomaco.

Foglie e fiori di ruta in infuso sono efficaci per calmare i dolori mestruali; come collirio agisce rapidamente, alleviando la stanchezza degli occhi.

Salice (*Salix humboldtiana*) (*salice cileno o amaro*). In infuso si utilizza contro febbre, reumatismi e dolori in generale. È analgesico, disinfiammante, anticoagulante. Essendo una delle piante con il più alto contenuto di acido acetilsalicilico (il precursore dell'aspirina), che ne costituisce il principio attivo maggiore, è l'aspirina naturale per eccellenza. Il decotto di corteccia (corteccia degli alberi di più di due anni, asportata in primavera) allevia artriti e reumatismi, riduce i gonfiori e stimola la motilità; efficace anche per abbassare la febbre e per curare piaghe e ferite. È sconsigliata l'assunzione in caso di ulcera gastrointestinale e durante le mestruazioni.

Salsapariglia (*Smilax aspera*) (*scacciabraghe*). Il decotto di radice è stimolante e depurativo; riduce il livello di colesterolo. La salsapariglia allevia i reumatismi, la gotta e l'influenza, depura il sangue e il sudore, è diuretica. La radice contiene testosterone, l'ormone sessuale maschile. L'infuso di radice favorisce l'eliminazione di urina, urea e acido urico, disintossicando l'organismo. È sconsigliato l'uso nei casi di anemia.

Salvia (*Salvia officinalis*). È una pianta depurativa e astringente. Le foglie di salvia in decotto con camomilla e menta combattono l'esaurimento nervoso, agiscono sui problemi di stomaco e sui reni, tonificano il cuore, curano le infiammazioni del cavo orale. Le foglie fresche, masticate lentamente, purificano l'alito; essiccate, pestate nel mortaio e mescolate con miele, alleviano catarro e bronchite; in gargarismi, riducono le infiammazioni della gola.

Per uso interno la salvia è depurativa, amica del fegato, digestiva e rilassante. Per i disturbi ormonali e circolatori, bere 2 o 3 tazze di infuso di salvia al giorno. Contro la seborrea (cuoio capelluto) è possibile fare applicazioni esterne.

Sconsigliata in gravidanza. In infuso è antisettica e cicatrizzante; efficace nel trattamento di ferite e piaghe della bocca e delle gengive.

Stimolante, tonica, digestiva, diuretica, antispasmodica, febbrifuga, antisettica; regola le funzioni mestruali. Riduce la glicemia nei diabetici.

Agrippa la definiva l'erba sacra, perché rende le donne feconde; diceva che se una donna si unisce a un uomo subito dopo aver bevuto il succo di salvia, concepirà sicuramente. Riferisce che in una città dell'Egitto, spopolatasi in seguito a una pestilenza, le donne furono obbligate a bere succo di salvia per ripopolarla in breve tempo.

Sambuco (*Sambucus nigra*). In infuso si utilizza contro le infiammazioni dell'apparato respiratorio; è diuretico, lassativo, depura i reni e il fegato. La corteccia ha proprietà purganti. Come rilassante muscolare: fare un pediluvio con acqua, infuso di sambuco e sale. I fiori sono espettoranti. L'infuso di fiori abbassa la febbre, cura l'influenza e altri disturbi polmonari. È sconsigliato il consumo dei frutti di sambuco, per la loro elevata tossicità.

Santoreggia (*Satureja brownei*) (*Mentha polegium*). Ha proprietà simili alla menta. Carminativa e digestiva, si usa contro il mal di stomaco; in forma di tisana concentrata si somministra ai bambini per eliminare i vermi. L'infuso di foglie aumenta la secrezione dei succhi gastrici e contribuisce all'eliminazione dei gas intestinali; calma inoltre la tosse. Non assumerla in gravidanza.

Alle persone che soffrono di ipocloridria, per favorire la secrezione gastrica si consiglia di bere durante i pasti, al posto di altre bevande, un infuso di santoreggia con succo di limone. Andrés Laguna spiega che il nome latino *pulegium* si riferisce al fatto che il suo odore uccide le pulci. La santoreggia è utilizzata anche contro la tachicardia e i giramenti di testa. In caso di paralisi si devono bagnare i piedi con decotto di santoreggia.

Senna (*Cassia angustifolia* o *Senna alexandrina*) (*cassia, sena*). Combatte l'alitosi (alito cattivo) e la stitichezza. È una leguminosa; le foglie e i frutti hanno proprietà purganti (bere l'infuso freddo a digiuno). Un infuso meno concentrato, bevuto alla sera prima di coricarsi, agisce da blando lassativo. La senna cura la malinconia e gli attacchi di collera, stimola i sensi e rende allegre le persone tristi. È sconsigliato il consumo in gravidanza e durante le mestruazioni.

Tasso di Fortingall. Nel terreno della chiesa di Glen Lion, in Inghilterra, vive l'esemplare di tasso di Fortingall più antico d'Europa; ha più di tremila anni e il suo tronco ha una circonferenza superiore ai dodici metri. Da questo albero viene estratto il tassolo, impiegato nei trattamenti contro il cancro, fatto che ha provocato un disboscamento crescente, dai dodici ai trentamila tassi all'anno. «I tumori che reagiscono meglio al tassolo sono quelli delle ovaie e del seno e, in misura minore, quelli dei polmoni, dello stomaco e i melanomi» (dottor José Luis Berdonces, laureato in Fitoterapia e Piante Medicinali alla Facoltà di Farmacia di Montpellier).

Tè (*Camellia sinensis*). Originario della zona compresa tra la Birmania, il sud-est della Cina e il Vietnam centrale, il tè è diventato la bevanda nazionale degli inglesi. La sua principale proprietà è quella di stimolare. Contribuisce all'eliminazione dei grassi attraverso la sudorazione e l'urina; è un buon digestivo. Per curare la congiuntivite si applicano sugli occhi le foglie del tè rimaste dall'infuso. Sia il tè nero che quello verde contengono caffeina, che ha un'azione costrittiva sui vasi sanguigni della testa; per questo l'assunzione di tè elimina il mal di testa.

Tè nero (*Camellia thea*). Consumato in grandi quantità è uno stimolante sessuale; le sue foglie contengono teina, con proprietà eccitanti, e teofillina, che provoca la dilatazione dell'arteria coronaria che porta il sangue al cuore.

Il tè nero è utilizzato in Cina per curare tutti i tipi di infezioni e infiammazioni di colon, fegato, intestini e stomaco. Elimina la placca dentale, previene le carie, distrugge i batteri e i virus, combatte le infezioni, riduce la pressione arteriosa, rinforza i vasi capillari, ritarda l'arteriosclerosi (indurimento delle arterie).

Per gli antichi Greci il tè era la *foglia divina*, perché curava l'asma, il raffreddore e le bronchiti (di qui la parola teofillina, un farmaco broncodilatatore moderno derivato dal tè). Per il suo contenuto di tannini, il tè è antibatterico e antivirale: il tannino blocca infatti il virus dell'influenza. Grazie ai tannini e al contenuto di fluoro, combatte la carie. I tannini che bloccano i virus possono anche bloccare alcuni tipi di cancro.

I ricercatori del Centro Tumori della British Columbia confermano che il tè impedisce la formazione di nitrosamine, potenti cancerogeni.

Il dottor Michail A. Bokuchava, dell'Istituto di Biochimica Bakh di Mosca, riporta che il tè riduce l'ipertensione e allevia il mal di testa, prevenendo la trombosi e rafforzando i vasi sanguigni.

Il dottor Hans Stich, direttore dell'Unità di Cancerogenesi Ambientale del Centro Tumori della British Columbia, sostiene che il tè contiene grandi quantità di acidi fenolici, che sono anticancerogeni e antiossidanti.

Non è opportuno bere il tè bollente; in generale, bere liquidi molto caldi può danneggiare le pareti della gola e dell'esofago. Il tè è sconsigliato alle persone che soffrono di ulcere e ai bambini al di sotto dei sette anni.

Tiglio (*Tilia platyphyllos* o *Tilia europea*). In infuso è un tranquillante e agisce contro l'insufficienza renale; combatte influenza, catarro e depressione. Mescolato alla camomilla, è molto digestivo. La corteccia di tiglio e le foglie pestate eliminano i gonfiori (infiammazioni) e cicatrizzano le ferite. È calmante e diuretico. Rilassante muscolare, è efficace contro l'aria nello stomaco, la diarrea e le indigestioni.

L'infuso di fiori riduce la tensione e facilita il sonno, calma i nervi (è la sua proprietà principale), abbassa la febbre e allevia il mal di testa.

Depura il sangue e lo rende più fluido, per cui è consigliato alle persone ipertese, arteriosclerotiche, che soffrono di flebite, angina pectoris o sono a rischio d'infarto. È un diuretico indicato per le persone affette da reumatismi e gotta; in uso esterno agisce contro ustioni, foruncoli e geloni.

Timo (*Thymus vulgaris*). Favorisce la digestione e la circolazione. È antisettico ed espettorante, allevia il mal di testa, elimina l'alito cattivo e riduce il muco. Le foglie di timo in infuso eliminano le flatulenze e cicatrizzano le piaghe e le ferite; aggiunte all'acqua del bagno, sono molto efficaci contro la debolezza infantile. Il timo allontana gli insetti. È tonificante e uccide i vermi intestinali (parassiti). Per stimolare l'appetito e la digestione, si consiglia una zuppa a base di timo e fette di pane. Per i bagni tonificanti: aggiungere all'acqua essenza o infuso di timo, oppure utilizzarli per sciacqui.

Foglie e fiori in infuso sono efficaci nelle infezioni delle vie respiratorie, per bronchiti e pertosse. Eliminano i parassiti. In cataplasma, alleviano i dolori reumatici e la sciatica. L'essenza di timo può provocare reazioni allergiche, specialmente nei bambini.

Valeriana (*Valeriana officinalis*). Efficace contro le nevralgie e i disturbi nervosi. *Se vuoi avere la donna sana, dalle radice di valeriana*, perché questa pianta calma il nervosismo causato dall'ovulazione, dalle mestruazioni e dalla menopausa. La valeriana è antiepilettica, antisterica, sudorifica, diuretica; indicata per le convulsioni e le ulcere del cavo orale. Secondo Leo Manfred, la valeriana ha un'ottima influenza sulle donne, ma non sugli uomini. La radice in infuso è sedativa e rilassante, diminuisce la tensione nervosa e l'ansia, favorendo inoltre il sonno.

Verbena (*Verbena litoralis*). Ne esistono ottanta specie. Il succo e gli infusi abbassano la febbre; il decotto è utilizzato nei lavaggi intestinali e in uso esterno per pulire ferite e ulcere.

Viola (*Viola odorata*) (*viola mammola*). Oltre a essere una pianta ornamentale, i fiori e le foglie in infuso, con aggiunta di succo di limone, vengono utilizzati contro l'influenza e le infezioni bronchiali. Sia l'infuso che i cataplasmi sono utilizzati in Europa per le loro proprietà anticancerogene. Il succo di *Viola chinensis*, applicato su un ascesso, ne accelera la guarigione; i fiori in infuso sono diuretici, espettoranti, abbassano la febbre, sono attivi contro tosse, angina e problemi respiratori.

Vischio (*Viscum album*). L'infuso di foglie e steli regola la pressione, cura le ulcere dello stomaco e la sciatica. Si utilizza anche contro le varici. Questo infuso è inoltre efficace in caso di espettorazioni di sangue, forte flusso mestruale, crampi, convulsioni, tosse, asfissia, ulcere, malattie nervose, emorroidi, disturbi della digestione, diarree; regola la pressione sanguigna e arresta rapidamente le emorragie.

Zagara (*Citrus aurantium*) (*fiore d'arancio, fiore di bergamotto*). Originaria dell'Asia Orientale, la zagara è il fiore dell'arancio amaro. È antispasmodica. Le sue foglie in tisana sono un eccellente tonico per lo stomaco. L'acqua distillata di zagara ha un'azione sedativa e viene utilizzata contro lo stress; favorisce il sonno. Le foglie in infuso stimolano la digestione e attenuano flatulenze e mal di testa.

Zenzero (*Zingiber officinale*). Consigliato contro nausee, tosse e febbre. Anticoagulante. Riduce il colesterolo nel sangue.

È menzionato nei testi cinesi di medicina di duemila anni fa ed è incluso in quasi metà delle prescrizioni della medicina orientale.

Allevia i dolori, regola la secrezione gastrica, abbassa la pressione e stimola l'attività cardiaca.

Stimola l'appetito, favorisce la digestione, cura gli spasmi e impedisce il vomito. Aggiunto alle bevande, è un eccellente tonico generale. Si utilizza contro bronchite, raffreddore, colite, diarrea e paralisi.

Capitolo 8

Legumi

Oltre ad essere una delle principali fonti di fibre, i legumi sono ricchi di proteine (100 grammi di lenticchie contengono 24 grammi di proteine e 1,8 grammi di grassi). Forniscono minerali, in particolar modo ferro e magnesio, e vitamine, soprattutto quelle del complesso B.

Secondo il dottor Walter Troll, docente di Medicina Ambientale dell'Università di New York, i legumi, la soia, il riso e le noci contengono un complesso di inibitori che agisce sulle proteine, responsabili della proliferazione delle cellule tumorali.

In generale riducono il colesterolo, regolano il livello di insulina e dello zucchero nel sangue, equilibrano le funzioni del colon, prevengono e curano stitichezza ed emorroidi.

I legumi vanno consumati freschi. Quelli in scatola aumentano i livelli glicemici e insulinici, quindi il loro consumo è sconsigliato ai diabetici.

I grani contenuti nei baccelli delle leguminose sono difficili da digerire, in quanto contengono amidi e proteine; spesso causano disturbi digestivi a cui si può ovviare consumandoli freschi. Se secchi, si lasciano in ammollo per una notte e si *lavano molto bene* (gettando l'acqua dell'ammollo). Si consumano accompagnati da foglie verdi in abbondanza (come sedano e lattuga), i cui enzimi facilitano la loro digestione.

I legumi sono semi commestibili contenuti in baccelli, freschi o secchi. Rappresentano gli alimenti più equilibrati in natura. Contengono una quantità minima di grassi insaturi, sono privi di colesterolo e ricchi di proteine, fibre, vitamine e minerali. Contengono molta albumina e sono consigliati alle persone che svolgono un'attività fisica impegnativa. I legumi secchi sono l'alimento più ricco di proteine vegetali.

I più comuni sono: lenticchie, ceci, fave, piselli, fagioli, soia.

Azuki (*Vigna angularis*). Leguminosa di color rosso, più piccola del fagiolo. Originaria del Giappone, è di grande valore nutritivo. Rafforza e rigenera i reni e previene la formazione di calcoli epatici e renali. Raccomandata ai diabetici. Esistono azuki in varie forme: freschi, secchi, in farina fine o in forma di germogli.

Cece (*Cicer arietinum*). Utilizzato soprattutto in India, Medio Oriente e Mediterraneo. I ceci sono rotondi, di media grandezza e di color tabacco chiaro. Si trovano secchi, in forma di germogli e di farina. È un alimento consistente e fa ingrassare. Nella medicina casalinga è ottimo il brodo di ceci: ha proprietà diuretiche e aumenta la montata lattea nelle madri. L'acqua bollita dei ceci è efficace per i problemi mestruali e le emorragie uterine.

Sono ricchi di amidi, sali minerali e vitamine. Hanno proprietà diuretiche ed energetiche. Tonificano il sistema nervoso.

Fagiolo (*Phaseolus vulgaris*). Originario dell'America centrale. Costituisce un'importante fonte proteica vegetale ed è ben digeribile se consumato senza grassi, cotto o unito a erbe aromatiche come salvia o rosmarino. Non va abbinato ai latticini. Depurativo, diuretico, emolliente, stimolante e tonico. *Contiene*: acqua, glucidi, lipidi, proteine (6,4 g), fibre, vitamina A (108 mg), B_1, B_2, C, calcio (44 mg), ferro, fosforo (180 mg).

- *Fagiolo dall'occhio*: originario del Sudamerica e del sud degli Stati Uniti, di grandezza media, color giallo pallido, con un puntino nero. La pelle è sottile e la cottura rapida. Questa varietà è reperibile fresca, congelata o secca.
- *Fagiolo borlotto*: è grande, di forma ovoidale e di colore rosso. Utilizzato nella cucina italiana. Quelli di grandezza media, di color tabacco chiaro con macchie rosa, si trovano sia freschi che secchi.

- *Fagiolo "cuarentano"*: di grandezza media e colore rosso.
- *Fagiolo verde*: esistono diverse varietà di questo fagiolo; di grandezza variabile.
- *Fagiolo bianco*: originario del Sud e Centro America. Si trovano sia freschi che secchi. Quelli freschi sono ricoperti da una pellicola color verde pallido e i semi sono piccoli e dello stesso colore.
- *Fagiolo mungo*: originario dell'India, con grani piccoli e rotondi. Si trovano secchi, in farina o in forma di germogli.
- *Fagiolo "moro de guandules"*: fagiolo di color tabacco chiaro, originario dell'Africa; è molto utilizzato nei Caraibi e nell'America del Sud.

Fava (*Vicia faba*). È una leguminosa che può arrivare a un'altezza di venti centimetri. Ha origini europee e viene utilizzata nell'area mediterranea; è grande, di color verde pallido quando è fresca e caffè chiaro quando è secca. I fiori sono diuretici (precedentemente seccati e utilizzati in tisana). Anche l'acqua di cottura delle fave fresche è diuretica. I semi della veccia fava (*Vicia sativa*), bolliti, si utilizzano per curare le ulcere cancerose.
- *Contiene*: proteine, vitamine (A, B, C), sali minerali (calcio, ferro); esercita un'azione di drenaggio sull'apparato urinario.

Habichuela. Fagiolo dell'America Centrale dal baccello tenero, verde e commestibile. Esiste anche la varietà gialla. In commercio si trovano freschi o congelati. Sono consigliati alle persone che soffrono di disturbi epatici.

Lenticchia (*Lens culinaris*). Le lenticchie sono note come i legumi della Bibbia. La varietà più popolare è quella marrone, di cottura rapida. Un'altra, arancione, è utilizzata in India e Medio Oriente. La qualità rossa è chiamata lenticchia indiana, quella arancione è conosciuta come lenticchia egiziana. Sono straordinariamente ricche di proteine, minerali, fibre e grassi vegetali.

Originarie dell'area del Mediterraneo, contengono un'elevata quantità di ferro, elemento vitale in quanto principale componente dell'emoglobina, e di diversi enzimi implicati nei processi di respirazione cellulare. Contengono anche una considerevole quantità di manganese, rame e calcio. L'alto valore nutritivo delle lenticchie è dato dal contenuto di proteine, vitamine B, A, E e lecitina.

Pisello (*Pisum sativum*). È tra i legumi più antichi. I piselli possono essere freschi, secchi e congelati. È un alimento eccellente per chi soffre di polmoni. Originari del Mediterraneo, i piselli si consumano in crema, passato, zuppa o bolliti. Sono energetici, leggermente lassativi, tonificanti e rimineralizzanti. Proteggono contro le infiammazioni dell'appendice e riducono il colesterolo nel sangue. Contengono agenti contraccettivi (che ostacolano la fertilità). Sono benefici per il cuore, perché ricchi di fibre solubili.
- *Contengono*: acqua, glucidi, proteine, fibre, vitamina A (294 mg), vitamine B_1, B_2 e C, calcio, sodio e zinco. Contengono inoltre fitoestrogeni che, secondo Leonardo A. Cohen, ricercatore della Fondazione Statunitense per la Salute di New York, proteggono l'organismo dai tumori.

Soia (*Glycine max*). Leguminosa originaria della Cina. Si tratta di semi color crema, piccoli e rotondi, chiamati "fagioli miracolosi". Vengono utilizzati come ingrediente basilare per un'ampia varietà di prodotti (tofu, miso, tamari, farina e latte). Il latte di soia è un alimento eccellente, ricco di proteine. Tra tutti i legumi, la soia è la più nutritiva, grazie alla ricchezza di minerali (potassio, calcio, magnesio, iodio, ferro, fosforo e zolfo). Il latte di soia possiede il 57,6% di proteine, rispetto al 35% del latte vaccino.

Le proteine della soia sono complete, perché contengono tutti gli amminoacidi essenziali, oltre a lecitina, sostanze minerali e vitamine. Per preparare il latte in casa, occorre eliminare tutte le bucce, perché oltre a essere molto indigeste sono tossiche. Si devono lavare i semi più volte con acqua calda e lasciarli in ammollo per tutta la notte.

Capitolo 9

Erbe, spezie e sapori

Le erbe sono meravigliose sia come sapori in cucina sia come coadiuvanti nelle cure mediche.

Le erbe e le spezie che danno più sapore sono: alloro, timo, rosmarino e chiodi di garofano (insieme), senape, pepe, peperoncino (paprica), prezzemolo e coriandolo.

Le spezie sono sostanze aromatiche usate per aggiungere sapore ai cibi. Per quanto riguarda il sapore e l'aroma, si possono classificare in due grandi gruppi:

Forti: pepe bianco e pepe nero, noce moscata, maggiorana, curry, aglio, cipolla, prezzemolo, curcuma, cumino, sedano, origano, chiodi di garofano, alloro, salvia, senape, dragoncello, rosmarino, melissa e coriandolo.
Sono ideali per insaporire cereali, legumi, ripieni, salse, zuppe, verdure, ortaggi, consommé e brodi.

Delicate: cannella, anice, zenzero, chiodi di garofano, vaniglia, finocchio, cardamomo, mentuccia e basilico.
Si utilizzano nella preparazione di torte, dolci, biscotti, soufflé, muesli, flan, frutta, budini ecc.

Categorie delle erbe

Erbe carminative: rosmarino, cumino, anice e zafferano.

Erbe digestive: basilico, salvia, menta e finocchio.

Erbe lassative: rabarbaro (i gambi), parietaria.

Erbe contro raffreddore, febbre e tosse: rosa, salvia, girasole e violetta.

Erbe sedative: camomilla, lavanda, maggiorana, basilico, fiore di sambuco, timo, anice, finocchio, aneto.

Erbe tonificanti e rinvigorenti: sedano, erba cipollina, aglio, menta, prezzemolo, menta sativa, piantaggine, acetosa e crescione.

Erbe antibiotiche, espettoranti, balsamiche e antispasmodiche: betulla, aglio, basilico, anice, borragine, cipolla, cavolo, eucalipto, lattuga, malva, ortica, rosmarino, salvia, tiglio, timo e verbena.

Erbe astringenti: coda di cavallo, foglie di noce.

Aromi per piatti dolci

Menta sativa, basilico, maggiorana, camelia, melissa, menta, camomilla, foglie di arancio o scorza grattugiata di limone o arancio, succhi di frutta, cocco, sesamo, arachidi, noci, finocchio, anice, limoncina, vaniglia, aneto, ginepro, zenzero.

Aromi per piatti salati

Timo, alloro, prezzemolo, rosmarino, sedano, origano, menta sativa, santoreggia, erba cipollina, coriandolo, peperoncino e paprica, amaranto, porcellana del mare, cipolla, aglio, pomodoro, peperoncino dolce, sesamo, arachidi, noci, cocco, basilico, paico (epazote) e succo di limone, zafferano, oriana (colorante), gomasio, miso, cannella, alloro, zafferano, timo, prezzemolo, rosmarino.

Cannella (*Cinnamomum zeylanicum*). Originaria dello Sri Lanka e della Cina, ha sapore piccante e aroma dolce, penetrante. La cannella contiene un olio essenziale che agisce come battericida. Stimola in particolar modo le funzioni digerenti. L'essenza di cannella si usa per le frizioni contro i dolori reumatici.

È stimolante, efficace contro mal di stomaco, diarree, coliche mestruali, nausee e per gli sciacqui del cavo orale; calma i disturbi di stomaco, combatte influenza e raffreddore. Il *Journal of Food Science* (1974) riporta un esperimento che ha dimostrato il potere della cannella nella cura della maggioranza delle micosi.

L'acido cinnamico contenuto nella cannella coadiuva la prevenzione del cancro. L'infuso allevia febbre e raffreddore. In polvere, stimola l'apparato digerente. È astringente e stimolante.

Cappero (*Capparis spinosa*). Nel Nordafrica ne esistono 160 varietà (in Colombia se ne coltivano venti). Di sapore piccante, stimolante, astringente, lievemente acre e amaro, esalta il gusto degli alimenti. Favorisce la secrezione dei succhi gastrici. La radice e la corteccia in decotto sono diuretiche; è consigliato berne vari bicchieri al giorno. Sconsigliato combinarlo con la ricotta.

Chiodi di garofano (*Caryophyllus aromaticus*). Originari della parte orientale dell'Indonesia, si usano in infuso per favorire il parto. Diluiti, servono come sciacqui orali e gargarismi; sono anestetici, agiscono contro i gas intestinali e la flatulenza. Masticati rinfrescano l'alito, attenuano le coliche, la diarrea e la nausea, sono stimolanti, alleviano il mal di denti e di stomaco. Per migliorare la digestione: prima dei pasti bere un bicchierino di infuso (due grammi di chiodi di garofano in un litro d'acqua). Efficaci per problemi linfatici, obesità e raffreddori.

Cumino (*Cuminum cyminum*). Originario dell'Alto Egitto. Il suo sapore è talmente forte che si impone su tutti gli altri. Si utilizza per i dolori di stomaco; è diuretico, carminativo (regola ed elimina i gas), astringente, antispasmodico. Aumenta la montata lattea e riduce le nausee durante la gravidanza (per il suo effetto dilatatore, accelera il parto). È un tonico stimolante dello stomaco. Per il mal di denti, mettere sulla carie un seme di cumino. Si consuma in polvere, in infuso o tisana. Anticipa le mestruazioni. L'acqua di cumino calma la diarrea, cura i crampi e migliora la circolazione. Consumato in eccesso, il cumino irrita lo stomaco. Si usa in cataplasmi contro i dolori addominali. Insaporisce i piatti.

Curcuma (*Curcuma longa*). Originaria del sud-est asiatico, è conosciuta anche come zafferano dell'India. Ne esistono 80 specie note. Di sapore piccante e lievemente amaro, stimola la digestione e il fegato. È diuretica e possiede proprietà antinfiammatorie; viene utilizzata contro i dolori reumatici. Da assumere con moderazione.

Dragoncello o estragone (*Artemisia dracunculus*). Erba aromatica originaria del mar Caspio e della Siberia.

Ginseng (*Panax*). I cinesi lo chiamano la *meraviglia del mondo*, l'*elisir dell'immortalità*. È una radice che si prepara in decotto (non in infuso) ed è indicata per tutti i tipi di malattie: anemia, debolezza, insonnia, nevrastenia, gastrite, dissenteria, diabete, arteriosclerosi, malaria, tubercolosi e impotenza; efficace contro stanchezza, esaurimento, mal di testa, amnesia, depressione e ansia. È multivitaminico. La radice stimola il sistema nervoso centrale e riduce il livello dello zucchero nel sangue.

Esercita un'azione tonico-stimolante, con proprietà ricostituenti. Contiene panaghilone (stimolante delle secrezioni interne), panaxina (stimolante degli organi centrali, del cuore e dei vasi sanguigni), panaceni (che rilassano il sistema nervoso e nello stesso tempo stimolano i centri del midollo spinale) e acido panaxico (che rilassa i movimenti del cuore, le arterie e favorisce il metabolismo).
Contiene: vitamine, minerali e steroidi complessi. È soprattutto uno stimolante del sistema nervoso centrale. Il suo uso è più raccomandato agli uomini. Numerosi testi cinesi riportano avvertenze per le donne, soprattutto in stato di gravidanza, perché stimola i cambiamenti ormonali su cui è bene non interferire. Il cosiddetto ginseng brasiliano o suma (*Pfaffia paniculata*) è una pianta originaria dell'Estremo Oriente e utilizzata da millenni in Cina, Corea e Giappone. La

radice di suma è la più cara di tutte, perché è il più potente ricostituente delle funzioni vitali: rinforza e rivitalizza tutto l'organismo.

Noce moscata (*Myristica fragrans*). Contiene una sostanza tossica chiamata miristicina che ha proprietà narcotiche e convulsive; consumata in eccesso, produce nelle persone sane giramenti di testa, euforia e allucinazioni. Negli usi topici o esterni, l'olio estratto dal frutto è efficace contro paralisi, coliche e altri disturbi. Non è adatta alle persone sensibili a queste sostanze, alle persone che soffrono di aritmia e disritmia cerebrale e agli epilettici.

Oriana (*Bixa orellana*). Originaria del Sudamerica, di sapore lievemente amaro e aroma forte. Produce un colorante chiamato bixina. Essendo un colorante di origine vegetale, è molto utile non solo per insaporire in cucina, ma anche a fini industriali (si usa in prodotti caseari, margarine, formaggi, oli e pane). I suoi semi in infuso (in gargarismi) disinfiammano tonsille e adenoidi, laringe e faringe. I rametti in infuso alleviano i dolori artritici e reumatici.

Origano (*Origanum vulgare*). Favorisce la digestione.

Pepe. Ha odore aromatico e penetrante. Ne esistono tre varietà: *dolce, nero e bianco*. È digestivo. Tre foglie di salvia tritate con tre granelli di pepe, applicate sui denti, calmano anche il mal di denti più forte.

- *Pepe nero* (*kalajira*). Previene dissenteria, morbillo, tifo, colera e febbre gialla; è antivirale. Il pepe nero con peperoncino, burro chiarificato e miele è il miglior rimedio contro il muco nei bronchi.
- *Pepe dolce*. Originario delle Indie Occidentali, America centrale e meridionale. Favorisce la digestione, stimola l'appetito, mitiga i problemi intestinali e digestivi; è antisettico, anestetico, antibatterico e antibiotico.

Peperoncino e paprica. Esistono più di duecento varietà di peperoncino piccanti, cento delle quali originarie del Messico. Il sapore varia a seconda del tipo. In generale, sono tonificanti e antibatterici. Si devono consumare con moderazione. Sono antielmintici.

- *Peperoncino piccante*. Il principio attivo dei peperoncini è la capsaicina, che stimola e poi desensibilizza i recettori di calore dell'ipotalamo. Il dottor Thomas Burks, direttore del Dipartimento di Farmacologia del Centro di Scienze per la Salute dell'Università dell'Arizona, afferma che una sola iniezione di capsaicina combatte alcuni tipi di dolore cronico, ad esempio quello dell'artrite, per alcune settimane. Il peperoncino allevia l'artrite, abbassa il livello di zucchero nel sangue, riduce il colesterolo, arresta rapidamente le emorragie, previene i coaguli del sangue, elimina il malessere causato dall'influenza e dal raffreddore.

- *Peperoncino piccolo*. Recentemente si è scoperto che alcuni alimenti piccanti possiedono proprietà mucocinetiche che riducono o eliminano la mucosa dei polmoni; il loro consumo è quindi consigliato per depurare bronchi e polmoni.

Secondo il dottor Ziment, «il ravanello piccante, il peperoncino o un alimento piccante depurano il naso e l'interno del torace in un batter d'occhio». Gli alimenti piccanti stimolano una lacrimazione depurativa, combattendo così le congestioni nasali e polmonari, ripulendo il petto ed eliminando le sostanze irritanti.

Agisce come decongestionante, calma il dolore, produce euforia (bere 10-12 gocce di salsa di peperoncino in un bicchiere d'acqua calda, oppure mangiare un pasto piccante tre volte la settimana).

A Dublino, nel 1850, la stampa medica consigliava una o due gocce di peperoncino su un batuffolo di cotone applicato su una carie per far cessare immediatamente il dolore.

Negli Stati Uniti è usato per combattere l'eccessiva sensibilità. In Sudamerica si utilizza per eliminare i parassiti intestinali. In Giappone, per aumentare la fertilità, in Inghilterra, per indurre le mestruazioni. Cura l'artrite, previene le malattie cardiovascolari e allunga la vita.

Il dottor Ziment afferma che le spezie piccanti sono di natura espettorante; essendo irritanti per lo stomaco, provocano automaticamente la secrezione dei liquidi dalle cellule bronchiali, che a loro volta riducono la vischiosità e lo spessore delle secrezioni polmonari e della gola. Nel 1965, un gruppo di ricercatori tedeschi ha dimostrato che il peperoncino favorisce la circolazione del sangue per il fatto di essere uno stimolante fibrinolitico (dissolvente dei coaguli).

Per ovviare alla sensazione di bruciore provocata dal peperoncino si consiglia di bere yogurt freddo. È sconsigliato l'uso a chi soffre di ulcere o emorroidi.

Ravanello rosso (*Raphanus sativus*). Depura la cistifellea e il fegato.

Senape (*Brassica nigra*). Originaria dell'Europa e del Mediterraneo, ha sapore piccante ed è indicata contro congestioni dei seni nasali, difterite e tosse. Esistono la *senape nera* e la *senape bianca*. La senape bianca è diuretica, indicata contro la stitichezza cronica, le infiammazioni da angina e la tosse (in gargarismi). La senape nera è antiscorbutica, stimolante e febbrifuga. I cataplasmi e le compresse di farina di senape sono efficaci nei casi di infiammazioni degli organi interni, dolori reumatici e nevralgie, dolori e fitte alla schiena, mal di denti. Efficace anche contro i morsi delle vipere e dei cani rabbiosi, come pure contro la paralisi; combatte bronchite, asma e catarro. I semi interi ingeriti in minima quantità favoriscono la digestione. Applicazioni di semi pestati sono utili contro reumatismi e congestioni cerebrali. La senape ingerita provoca la ritenzione dell'urina.

Vaniglia (*Vanillia planifolia*). Originaria del Messico. Ne esistono circa sessantacinque varietà. È stimolante, digestiva e antisettica. La vaniglia liquida è ricavata dai semi o dai baccelli maturi. L'estratto puro di vaniglia si usa per calmare l'isteria e altri traumi emotivi.

Zafferano (*Crocus sativus*). È la spezia più costosa al mondo; per ottenere 450 grammi occorrono centomila fiori di zafferano. Originario dell'Europa meridionale e del Medio Oriente, viene impiegato come medicamento e come colorante; stimola l'utero e accelera il battito del cuore, per cui è utilizzato come stimolante e afrodisiaco. Si utilizzano gli stimmi del fiore. Lo zafferano scioglie le ostruzioni del fegato e della milza, è antispasmodico, rafforza il cuore, allevia la tosse persistente, fortifica l'utero, induce le mestruazioni ed è un coadiuvante nei parti difficili. Un consumo eccessivo può provocare l'aborto, con il rischio non solo di morte del bambino, ma anche di quella della madre. Bevuto in infuso combatte tosse e asma, in cataplasma agisce contro le emorroidi. Una dose minima è sufficiente per dare colore a un piatto e aromatizzarlo. Efficace contro raffreddori, varicella, orecchioni e itterizia, è stimolante e ricco di riboflavina.

Zenzero (*Zingiber officinale*). Esistono cinquantacinque varietà di zenzero. Originario dell'India e della Cina, ha un sapore molto piccante, ma gradevole. Allevia i dolori di stomaco e viene utilizzato come antidoto contro i veleni e per attenuare la nausea. Depurativo ed espettorante. Efficace contro diarrea, emorroidi, reumatismi e disturbi polmonari. È un rimedio efficace contro il mal d'auto ecc. (chinetosi). Disintossicante, si utilizza contro le coliche gastriche.

Capitolo 10

Farine, cereali e derivati

CEREALI E LORO DERIVATI

Appartengono alla grande famiglia delle Graminacee e rappresentano un adattamento di piante che in passato crescevano allo stato selvatico.

I cereali decongestionano le arterie e le valvole cardiache; le loro fibre eliminano i depositi di grassi.

Costituiscono un'importante fonte di proteine, minerali, vitamine del complesso B e fibre; il cereale, per essere benefico, deve essere integrale o semi-integrale.

Si dice che i cereali derivino il loro nome da Cerere, la dea romana delle messi.

Avena (*Avena sativa*). Originaria dell'Europa e dell'Asia, è un cereale ricco di proteine e di lipidi. Alimento nutritivo ed energetico, l'avena è ricca di saccarosio e minerali, amidi e vitamine (potassio, fosforo, zolfo e zinco). Ne esistono quasi cento varietà. Tradizionalmente, è un alimento che dà forza e vigore. Indicata soprattutto nelle infiammazioni del petto e in caso di diarrea, flussi (leucorrea, perdite vaginali) e muco. Ricca di grassi facilmente assimilabili, non possiede però la quantità sufficiente di amminoacidi essenziali per essere consumata come unico cereale; essendo tuttavia il suo contenuto di acidi grassi insaturi molto basso, è indicata per le persone con eccesso di colesterolo nel sangue. È ricca di sali minerali (potassio, calcio, magnesio, fosforo, sodio, ferro) e di vitamine. Utilizzata contro gonfiori di stomaco, coliche gastriche, paralisi, disturbi epatici e malattie della pelle. È un potente ricostituente per bambini, anziani e convalescenti, grazie al contenuto di albuminoidi e sali.

L'avena, cotta in aceto e applicata in cataplasma, allevia l'artrite. Per il ricco contenuto di lecitina, è indicata per diabetici e artritici. Aumenta la montata lattea. Ai bambini che soffrono di coliche si applica sul ventre un cataplasma di avena e sale caldi. I semi contengono un principio attivo, l'avenina, tonico e stimolante del sistema nervoso centrale ed efficace per la mancanza di vigore sessuale.

Un medico inglese, il dottor Anand, afferma che l'avena possiede la rara virtù di togliere il desiderio di fumare e di indurre disgusto per il tabacco anche nei fumatori più incalliti; questa scoperta ha avuto luogo in India, osservando i fumatori d'oppio e notando che le infusioni di avena li disintossicavano con ottimi risultati.

L'avena possiede proprietà diuretiche, disinfiammanti, antidepressive e ricostituenti; è inoltre nutriente e riduce il colesterolo.

Il dottor James Anderson, della Facoltà di Medicina dell'Università del Kentucky, aveva personalmente seri problemi di colesterolo (285); cominciando ad alimentarsi con la crusca di avena, il colesterolo si è ridotto a 110 punti nell'arco di cinque settimane (da 285 a 175). La crusca di avena combatte infatti il colesterolo dannoso.

La crusca è il miglior lassativo naturale; contiene pentosi, una sostanza che si trova negli alimenti ricchi di fibre (avena, orzo, segale e legumi).

Il dottor Anderson ha inventato una ricetta di pane di crusca d'avena e uva passa per ridurre il colesterolo. L'avena ha azione lassativa, combatte le infiammazioni cutanee, è stimolante, antispasmodica, tonificante del sistema nervoso, dell'utero e del cuore.

Contiene fosforo, ferro, sali minerali, vitamine, glucosidi, fecola, albumina e lecitina.

Crusca di avena: previene e regola il livello di colesterolo, protegge il cuore ed è un coadiuvante nella riduzione del peso corporeo. Gli studi hanno dimostrato che, tra tutti i cereali, la crusca di avena è quella che contiene la più alta percentuale di proteine. Riduce inoltre il livello di zucchero nel sangue.

La preziosa avena è un'amica dei bambini, degli sportivi e degli anziani (come colazione); come bevanda fredda, si può assumere in qualsiasi momento del giorno.

Farinacei. Fanno parte di questo gruppo farine e cereali (riso, frumento, avena, orzo), patate, tuberi, quinoa, miglio, mais e segale.

Cereali, farinacei e leguminose, con le loro vitamine, minerali e grassi, agiscono all'interno di quel laboratorio di biochimica che è il nostro corpo, con operazioni di ricostruzione dei tessuti (proteine) o come fonte di energia (carboidrati), stimolanti della crescita (vitamine), coadiuvanti del funzionamento muscolare (minerali) e fornitori di calore (lipidi o grassi).

Frumento o grano tenero (*Triticum aestivum*). Originario dell'Asia. Il suo chicco è uno degli alimenti più ricchi di vitamine del complesso B, ferro, calcio, potassio e vitamina E (chiamata vitamina della giovinezza), che è essenziale per il cuore. Tonifica i muscoli, rafforza le vene (contrastando le vene varicose) e stimola la circolazione; efficace per calmare i nervi. È un alimento molto prezioso: fornisce energia e vitalità, migliora le capacità fisico-mentali dell'organismo.

Contiene elevate quantità di vitamine (E, B_1, B_2, B_6, B_9 e PP), di minerali (magnesio, potassio, ferro) e alcuni oligoelementi come zinco, rame, cromo, selenio. È ricco di proteine vegetali di ottima qualità.

I tipi di frumento più diffusi sono i seguenti: *grano tenero, grano duro o semiduro, grano polacco* (chicco duro, lungo e appuntito), *farro o chicchi rivestiti*. Il frumento, grazie alle sue proprietà e al contenuto di proteine e glutine, è un alimento eccellente: favorisce l'assorbimento dei grassi, è efficace nei disturbi nervosi e rappresenta un blando lassativo. La qualità del frumento è determinata dal clima, dal terreno e dal momento del raccolto. Il frumento integrale previene il cancro, favorisce l'attività intestinale, riduce lo zucchero nel sangue e coadiuva nella prevenzione delle malattie cardiache.

Germe di grano. Contiene elevate percentuali di vitamina E, magnesio, ferro, calcio e potassio. Fornisce grassi polinsaturi e una buona quantità di proteine.

È un'eccellente fonte di proteine e vitamine del complesso B.

Il germe di grano è appunto la germinazione del chicco e quindi costituisce la parte che contiene il codice vitale e le sostanze nutritive in forma concentrata.

Adelle Davis, nel suo libro *Let's get well*, spiega che il germe di grano è una fonte comprovata di fattori antistress. Efficace nella cura degli eczemi e delle infezioni, migliora la circolazione, contrasta l'affaticamento e tonifica il sistema nervoso. Ha proprietà rivitalizzanti, migliora l'insufficienza cardiaca, ossigena i tessuti e previene l'ossidazione cellulare. Contiene più proteine della carne.

Nel germe di grano sono presenti la maggior parte delle proteine del grano, così come le vitamine E, B_1, B_2, B_6, B_3 e i minerali.

Grano saraceno (*Fagopyrum esculentum*). Originario dell'Asia centrale. I chicchi, senza pellicola sono conosciuti come semola o pastella e vengono utilizzati per rendere più dense minestre, sughi e condimenti. Non è propriamente un cereale, perché appartiene alla famiglia delle Polygonaceae (è chiamato anche cereale minore); la confusione è dovuta al suo nome. Contiene più calcio e proteine del frumento e può essere utilizzato allo stesso modo, ma si coltiva in minor misura. È un protettore vascolare, contribuisce alla produzione del sangue ed è benefico per i reni.

È uno dei cereali con maggior contenuto proteico. Possiede un'elevata percentuale di calcio, fosforo e rutina, un glucoside utilizzato per i trattamenti di alcune malattie vascolari. Contiene inoltre vitamine A, B ed E. È un eccellente ricostituente del sangue e regolatore dell'ipertensione. Per cucinare il grano saraceno: lavarlo e metterlo in una pentola in acqua bollente, aggiungendo un cucchiaino di sale. Cuocere coperto, a fuoco lento, per 20-30 minuti.

Mais (*Zea mays*) (*granturco*). Originario dell'America. Graminacea di origine sudamericana. Era il cereale delle quattro civiltà precolombiane: Maya, Chibcha, Inca e Aztechi. Coadiuva le funzioni dei reni e della vescica. I chicchi (che possono essere di colore arancione, bianco, grigio, rossastro, azzurro) si presentano in forma di pannocchie avvolte da foglie. Ricco di carboidrati, fibre, potassio, fosforo, magnesio, vitamine, grassi, proteine e calorie. È di facile digestione.

Contiene ferro, fosforo e proteine, sali minerali, vitamine A, B, C, E e D. Eccellente contro la stitichezza, fortifica il sangue e il cuore. È consigliabile consumare prodotti di mais fresco o immagazzinato da poco tempo, evitando quello secco, perché si contamina facilmente (a partire dai cinque mesi) a causa di un fungo, l'*Aspergillus flavus*, che produce una tossina chiamata aflatossina (potente cancerogeno).

Contiene i seguenti amminoacidi: lisina, leucina, isoleucina, treonina, serina, triptofano, metionina, fenilalanina.

Il mais è uno dei cereali che per il sapore, le proprietà nutritive e i tanti modi di cucinarlo accompagna l'umanità da millenni. Nonostante il basso contenuto proteico, è una fantastica fonte di energia. Il decotto di chicchi si applica come cataplasma su piaghe e foruncoli.

- *Farina di mais*. Usata per fare la polenta. Ricavata dai chicchi macinati, è una maschera per il viso meravigliosa, perché apre i pori e li libera da grassi e sporcizia. Si consiglia di lavare il viso due volte al giorno con farina di mais.
- *Fecola di mais* (maizena). È un eccellente agente contro le dermatiti da pannolino e le irritazioni da edera velenosa; riduce gli effetti dei morsi dei cani e delle punture di insetti. Per le malattie eruttive (varicella, morbillo, orecchioni e orticaria) si scioglie un pugno di maizena in una bacinella d'acqua tiepida.
- *Barba del mais*. Come infuso, è uno dei rimedi più indicati per i reni e i calcoli renali (bollire per 20 minuti 1 tazza d'acqua e 2 cucchiaini di barbe di mais, colare, dolcificare con miele; bere ½ tazza ogni 3-4 ore). Disintossica l'organismo, è diuretica e depuratrice del sangue.

Miglio (*Panicum miliaceum*). Originario delle Indie Orientali. Il miglio e l'orzo sono i cereali più antichi e completi. È l'unico cereale alcalino e rappresenta un alimento insuperabile per chi soffre di acidità di stomaco o alitosi (alito cattivo); è inoltre benefico per la milza.

Ricco di provitamina A, silicio e fluoro, sostanze nutritive che agiscono su capelli, pelle, unghie e denti. È una buona fonte di proteine. Ha un elevato contenuto di fosforo e lecitina, fatto che lo rende il *cereale degli intellettuali*. È ricco di vitamine A, B ed E. Il suo sapore è estremamente gradevole e si cucina come il riso o il frumento. Per arricchire la polenta, si può unire mezza tazza di miglio intero oppure in farina per ogni tazza di farina di mais. La cottura è molto veloce ed è di facile digestione.

Orzo (*Hordeum vulgare*). Originario dell'Asia. Di facile digestione e ricco di sali minerali, con proprietà ricostituenti. Efficace contro le infiammazioni delle vie urinarie, viene altresì utilizzato per combattere le infiammazioni intestinali, renali, della vescica o del cavo orale; si utilizza anche per la fabbricazione di malto per la birra e altre bevande. L'acqua di orzo è diuretica. Un'emulsione di orzo cotto e di semi pestati (in modo che rilascino tutto l'amido) è efficace contro malattie polmonari, nausee, vomito, nervosismo, emicrania. Il cataplasma d'orzo è efficace per i dolori causati da lombaggine, gotta e nevralgie. L'orzo aumenta la montata lattea. È preferibile l'orzo *mondato* (grano intero) all'orzo *perlato* (raffinato e sbiancato).

Il dottor Asaf Qureshi, in collaborazione con un gruppo di scienziati dell'Unità di Ricerca per le Colture Cerealicole del Dipartimento Statunitense di Agricoltura del Wisconsin, ha isolato da questo cereale una sostanza riduttrice del colesterolo (100 millilitri lo riducono di 76 milligrammi): il tocotrienolo.

Da seimila anni l'orzo è considerato un alimento che dona potenza e vigore; i gladiatori romani lo consumavano per sviluppare più forza.

Pasta. È un alimento con poche proteine, molti amidi o fecola e poche vitamine. La pasta si divide in numerosi tipi, soprattutto in base alla forma, ma anche alla presenza o meno delle uova nell'impasto e per il tipo di farina. La pasta riduce il colesterolo. Le origini della pasta sono molto antiche: pare che già gli Etruschi impastassero la farina con acqua per poi modellarla in lunghe strisce e mangiarla con vari condimenti. Secondo l'opinione più diffusa, la pasta proviene dalla Sicilia, dove già nell'anno 1220 si conoscevano i maccheroni.

Esistono diversi *tipi di pasta*:

- *Agnolotti*: simili ai ravioli.
- *Bucatini*: pasta lunga bucata.
- *Cannelloni*: il nome deriva da *canna*; hanno la forma di tubi cilindrici.
- *Cappelletti*: si differenziano dai tortellini per il formato più grande; pasta ripiena in forma di cappellino.
- *Conchiglie*: simili alle conchiglie marine.
- *Farfalle*: pasta corta in forma di farfalle.
- *Fettuccine*: strisce lunghe.
- *Fusilli*: cordicelle in forma di spirale.
- *Lasagne*: strisce spianate di 20 cm di lunghezza e 5 cm di larghezza.
- *Linguine*: linguette; strisce piatte molto sottili.
- *Maccheroni*: tubi grossi e bucati.
- *Manicotti*: simili ai cannelloni, ma rigati in superficie.
- *Mezzani*: di forma allungata, tubolare e cava con superficie liscia.
- *Pappardelle*: strisce di 2 o 3 cm di larghezza.
- *Penne*: tubi tagliati in diagonale.
- *Ravioli*: quadrati di pasta all'uovo con ripieni vari, tagliati con una ruota dentata.
- *Rigatoni*: tubi corti rigati in superficie.
- *Spaghettini*: spaghetti fini.
- *Spaghetti*: pasta lunga.
- *Tagliatelle*: strisce piatte di pasta lunga.
- *Tortellini*: quadrati di pasta all'uovo farciti e ripiegati in una forma particolare.
- *Rotelle*: pasta corta in forma di ruote.
- *Trenette*: striscia di pasta simile alle linguine.
- *Vermicelli*: spaghetti sottilissimi.
- *Ziti*: tubi fini lisci in superficie.

Per una buona preparazione della pasta si consiglia:

- Acquistare una pasta di buona qualità.
- La pentola deve essere di alluminio o acciaio inossidabile. Il ferro smaltato e le pentole rivestite di teflon non vanno bene.
- La pentola deve essere grande, più alta che larga (la pasta deve essere completamente immersa nell'acqua).
- Un litro d'acqua per ogni etto di pasta.
- L'acqua va salata (preferibilmente con sale marino).
- Aggiungere una goccia d'olio (per impedire che la pasta si attacchi).
- La pasta va gettata nella pentola solo quando l'acqua bolle.
- Va mescolata con una forchetta lunga.
- Non chiudere la pentola con il coperchio.
- Controllare il tempo di cottura assaggiando la pasta.
- Scolare, condire e servire.

Quinoa (*Chenopodium quinoa*). Definita uno pseudo-cereale, è originaria della regione andina (Sudamerica). Si conoscono due specie: dolce e amara. Nelle Ande si coltivano oltre cinquanta varietà.

Chiamata anche il "riso degli Inca", è ideale per zuppe e insalate.

Secondo il filologo ecuadoriano Miguel Moreno Mora, l'etimologia della parola quinoa è *lacrima di sole*. È stato dimostrato che questo pseudo-cereale è l'alimento più completo e nutritivo esistente in natura. Il chicco essiccato contiene il 13-15% di proteine, 5% di grassi, 60% di carboidrati e dal 30 al 40% di minerali (calcio, fosforo e ferro). Tra i cereali conosciuti, la quinoa è il più ricco di proteine; contiene lisina (79%), leucina e isoleucina. È un alimento leggero, saporito e facilmente digeribile. Si consuma (ben lavata, per eliminare il sapore amaro) nelle minestre al posto del riso, in biscotti, ripieni, salse, impasti ecc. Questo grano andino è quello che più si avvicina, per la sua composizione di amminoacidi, al latte materno; di conseguenza, secondo Plutarco Naranjo, dovrebbe essere considerato come l'alimento migliore per arricchire l'alimentazione dei bambini.

Riso (*Oryza sativa*). Originario di Asia, India, Cina e Giappone. È un alimento energetico e molto digeribile; se però viene privato delle bucce, perde l'80% dei grassi, il 60% dei sali minerali e praticamente tutte le vitamine. Cento grammi di riso ne apportano quattordici di fibra. La farina di riso in decotto è utilizzata contro le irritazioni della mucosa intestinale.

Il riso è la base dell'alimentazione di circa metà della popolazione del pianeta. Come alimento, è in grado di soddisfare quasi tutte le necessità del nostro organismo se consumato integrale, cioè non privato dei suoi involucri, che sono ricchi di proteine, vitamine del complesso B e sostanze minerali. Come medicamento è un antidiarroico (cotto in acqua e saltato in padella con un filo d'olio). L'acqua del riso si utilizza contro la febbre. La polvere di riso si usa come maquillage e contro le irritazioni cutanee da pannolino. Con gli involucri del chicco si produce una carta per confezionare i prodotti di confetteria.

Esistono varie qualità di riso. Il suo valore nutrizionale risiede nelle sue calorie, nei carboidrati, nelle proteine e nel suo elevato livello energetico. In molti paesi in cui il riso costituisce la base alimentare, si consuma integrale e lavato il meno possibile. Il riso integrale è il chicco a cui è stato tolto solo l'involucro più esterno, lasciando le varie pellicole.

Esistono tanti modi per cucinare il riso, tra cui il seguente: lavare il riso, colarlo in un colino e lasciarlo asciugare. Versarlo in acqua bollente. Durante la cottura, l'acqua deve continuare a bollire per evitare che si formino grumi. Se necessario, aggiungere altra acqua e assicurarsi che il bollore non si interrompa. Non togliere il coperchio durante la cottura, bollire per circa 20-25 minuti a fuoco lento, finché si consuma tutta l'acqua. Non mescolare; usare la forchetta per sistemarlo, ma senza schiacciarlo. La dose è una tazza di riso per ogni tre tazze d'acqua.

- *Riso integrale*: Molto energizzante, ottimo coadiuvante della crescita; nel caso di diarrea e fermentazioni intestinali, l'acido fitico aiuta l'organismo a espellere i veleni.

È uno dei cereali più ricchi di proteine. Ritenuto disintossicante e facilmente digeribile, riduce l'ipertensione, blocca la diarrea, previene i calcoli renali.

Nel 1981, un gruppo di scienziati giapponesi di Sapporo ha brevettato tre prodotti anticancerogeni ricavati dalla crusca di riso. Da secoli il riso bollito è utilizzato contro la diarrea infantile.

Il riso è menzionato in un testo sanscrito risalente a tremila anni fa.

Il Centro Internazionale per la Ricerca sulle Malattie Diarroiche del Bangladesh consiglia brodo di riso per il trattamento della diarrea (due manciate di riso, un cucchiaio raso di sale e un litro d'acqua).

Segale (*Secale cereale*). Originaria del Mediterraneo, è simile al frumento: contiene meno proteine, ma è eccellente per il tono muscolare e per dare energia e resistenza. Consigliata nei casi di arteriosclerosi e malattie vascolari.

Ricca di vitamine e minerali, per l'alto contenuto di vitamina E è indicata nelle persone con deficienze cardiache e circolatorie.

È depurativa, attiva la circolazione sanguigna, previene la stitichezza; è ricca di ferro, acido folico e fluoro. Oltre al contenuto di calcio, iodio e potassio, tra tutti i cereali è quello che contiene più sodio in assoluto. Dalla farina di segale si produce un pane ottimo e nutriente, con il più alto contenuto di fibre.

FARINE

Crusca di grano (*Triticum aestivum*). Previene e cura le ulcere. Uno studio ha rivelato che la crusca di grano provoca una leggera riduzione del livello di insulina nei giovani diabetici (un cucchiaio e mezzo di crusca al giorno).

È un'ottima fonte di fibra, ferro, tiamina, acido nicotinico, zinco e acido folico.

La parte più nutritiva del frumento si trova nel germe, che contiene elevate quantità di vitamina E. Si consuma aggiungendola semplicemente a zuppe, creme, stufati o qualsiasi altro piatto, come pure a bevande dolci, succhi e bibite.

Il frumento è il re di tutti i cereali, perché possiede amminoacidi essenziali. Il pane di grano integrale è un alimento completo (contiene fosforo, selenio, vitamina E, oli e grassi essenziali). La crusca è il miglior tonico per correggere il problema delle evacuazioni intestinali irregolari.

Crusca di sorgo (*Sorghum vulgare*) (*dhurra, grano della* Siria). La crusca è il rivestimento esteriore o guaina del grano e del sorgo.
- *Sorgo*: il sorgo è una graminacea dal fusto molto simile a quello del mais. Il sorgo aumenta la defecazione e la morbidezza della massa fecale, per cui è utilizzato come blando lassativo.

Farina di frumento. Ricavata dal frumento, questa farina contiene proteine insolubili, proteine solubili, umidità, grassi, sali minerali, carboidrati e amidi. Nella farina si trova anche una sostanza chiamata carotene, che le dà il colore, e proteine: globuline, gliadina e glutenina.

La farina da pane si ottiene macinando l'endosperma, cioè la parte più interna del germe; è chiamata *fior di farina*. È di color avorio, morbida e fine al tatto. È composta di amido, la cui quantità varia secondo il tipo di farina.

Con la *farina di frumento* si prepara uno dei piatti chiave della cucina vegetariana, consumato con molta frequenza per il suo contenuto proteico, il *glutine di frumento*. È un'ottima alternativa alla carne, non solo per le sue qualità nutrizionali, ma anche per la possibilità di preparare svariati piatti salati.

Capitolo 11

Tuberi, semi e condimenti

TUBERI

Barbabietola (*Beta vulgaris*). Il succo cura le cisti fibrose dell'utero, le ossa e lo stomaco; allevia inoltre febbre e bronchite. Contiene acido ossalico. Le foglie di barbabietola disposte sul fondo di una pentola d'acciaio inossidabile impediscono ai cibi di bruciarsi. La barbabietola riveste una grande importanza nell'industria, poiché da essa si estrae lo zucchero. Nel 1747, il farmacista tedesco Marggraf scopre nella barbabietola il saccarosio, che prima si ricavava dalla canna da zucchero. Le sue foglie, consumate crude, sono il miglior rimedio per la menopausa (sindrome climaterica). Foglie e radici contengono fitoestrogeni, sono lassative e ricche di ferro.

L'agente naturale che dà il colore alla barbabietola si chiama betaina.

La barbabietola è altamente nutritiva, stimola l'appetito, è facilmente digeribile e viene impiegata nei trattamenti di anemia, ansia, scompensi circolatori, ipertensione, affaticamento e disturbi del fegato.

È un frutto duplice (frutta e verdura). Fortifica il sangue e depura l'organismo. Le foglie contengono fitoestrogeni, ormoni femminili che intervengono nel metabolismo del calcio e contribuiscono a stabilizzare la menopausa, prevenendo la formazione di cisti. È consigliato consumare periodicamente le foglie fresche in insalata. La barbabietola si consuma in forma di succo o cotta.

Igname (*Dioscorea sativa*). Tubero commestibile, originario dell'Africa occidentale. Si può preparare al forno, bollire, arrostire o friggere. Come le patate, contiene fitochelatine, che liberano l'organismo dai metalli pesanti favorendo la disintossicazione.

Contiene elevate percentuali di diosgenina, una sostanza simile per struttura chimica agli steroidi e agli ormoni femminili, utilizzata nell'industria farmaceutica per sintetizzare il progesterone. Da vari studi risulta che alcune popolazioni dell'Africa e della Nuova Guinea che consumano abitualmente igname soffrono meno di disturbi provocati da deficienza di progesterone. Presentano inoltre minori problemi di osteoporosi e disturbi relativi al ciclo mestruale.

Il progesterone naturale deriva dall'igname selvatico; anche la melagrana e la soia contengono questo fitormone, che ripristina l'equilibrio ormonale, agisce da antidepressivo naturale e aiuta a combattere l'obesità ristabilendo la funzione tiroidea, facilitando il metabolismo degli zuccheri nonché agendo da potente termogenetico (agente che brucia l'eccesso di calorie invece di immagazzinarle e convertirle in grassi). Con il ripristino dell'equilibrio ormonale, cessa la fame compulsiva (di conseguenza l'organismo produce meno grassi e meno estrogeni). L'igname contribuisce a stimolare la formazione di osteoblasti, cioè le cellule che formano le ossa.

Il progesterone naturale svolge un ruolo importante nella prevenzione delle malattie maligne e aiuta a combattere l'endometriosi, che assieme agli squilibri ormonali è una delle principali cause della sterilità femminile.

Patata (*Solanum tuberosum*). Originaria dell'America. Esistono due o tre tipi basilari con molte varietà, per esempio patate novelle, a buccia gialla, farinose e la patata "criolla", originaria delle Ande colombiane. Il sapore varia a seconda della qualità del suolo in cui vengono coltivate.

Contiene: acqua, glucidi, proteine, fibra, vitamina A, B_1, B_2, C, potassio (570 mg), fosforo, zolfo, magnesio, calcio, ferro, rame, sodio e zinco. La sua concentrazione di acido folico è paragonabile a quella del lievito di birra. Consigliata per i disturbi digestivi, del fegato e degli intestini. Non vanno consumate le parti verdi, perché indigeste. Le patate non vanno mangiate crude: contengono solanina (un alcaloide tossico).

La patata non ingrassa ed è efficace nelle cure per dimagrire. Cento grammi di patata bollita o cotta al vapore equivalgono a sole ottanta calorie. Coadiuva il sistema nervoso, è cicatrizzante, allevia le ulcere gastroduodenali, migliora l'ernia iatale.

Il succo di patata cruda viene usato contro le ulcere gastroduodenali e il diabete (mezzo bicchiere quattro volte al giorno, per un mese); unito al succo di cavolo, cura la gastrite. Non bisogna conservare per più di ventiquattro ore le patate cotte.

I fusti e le foglie sono leggermente narcotici e calmanti, ma non conviene usarli nella medicina casalinga, perché sono pericolosi.

Con la patata grattugiata (che è emolliente) si curano le ustioni. La patata arrostita o bollita è impiegata in forma di cataplasma contro i brufoli. In caso di ingestione di una spina o di un altro oggetto appuntito, bisogna somministrare abbondante purè di patate, perché aiuti a trasportare senza danni il corpo estraneo lungo tutto il tubo digerente. I cataplasmi di patate bollite servono per le coliche dei bambini; un impasto di patate schiacciate e latte sbianca la pelle delle mani.

Per curare il mal di testa e abbassare la febbre, mettere delle fette di patate sulla fronte.

La patata è consigliata alle persone che soffrono di cuore, diabetici, artritici, epatici e cirrotici. È cicatrizzante, leggermente lassativa, efficace contro gastriti, ulcere gastroduodenali e insufficienza cardiorespiratoria.

Patata dolce, patata americana, batata (*Ipomea batatas*). Simile alla patata, più lunga, di colore viola all'esterno e bianco o arancione all'interno e di sapore dolce; ideale in combinazione con verdure a foglia. È un tubero originario dell'America. Esistono diverse varietà, all'interno di due tipi basilari: quelle con la polpa più secca, farinosa e di colore giallo, e quelle con la polpa più umida, di colore giallo intenso o arancione-rossiccio. Le batate contengono sostanze peptiche chiamate fitochelatine che attraggono i metalli pesanti, eliminandoli dal corpo. Contengono grande quantità di vitamina A, C, ferro, calcio, fibre e carboidrati.

La batata esercita un'azione depurativa del sangue. In cataplasma, questo tubero riduce le infiammazioni causate da contusioni, distorsioni, ustioni, fratture, emorroidi, ascessi, appendicite, artrite, nevralgie ed eczema (pelare la batata, grattugiarla e applicarla sulla zona interessata). In cataplasma, con miele, allevia la gotta. Le foglie di batata, sempre in cataplasma, curano i geloni.

Riduce il colesterolo nel sangue e costituisce un agente antiartritico; la radice è efficace contro i reumatismi e le coliche. È diuretica, previene gli aborti. È ricca di inibitori della proteasi, che combattono i virus patogeni. È un notevole agente antiossidante, grazie al complesso di polifenoli come l'acido clorogenico.

Rapa (*Brassica napus* o *Brassica campestris*) (*colza, ravizzone*). Consigliata per i problemi ai reni, cura i foruncoli. È ricca di vitamina A e zolfo. Cotta con miele, produce uno sciroppo efficace contro la bronchite acuta. Contiene vitamine, sali naturali, zuccheri, acqua, glucidi, proteine, fibre, vitamine B, (B_1: 23 mg), calcio (40 mg), ferro, fosforo (29 mg), potassio (240 mg), rame e sodio; è uno degli ortaggi più sani.

La rapa è un espettorante, efficace per calmare la tosse. Grattugiata, macerata nel latte con l'aggiunta di miele, è efficace contro asma, pertosse, bronchite, polmonite e catarro. I cataplasmi si utilizzano contro gotta, reumatismi, foruncoli e ascessi. La rapa è diuretica ed efficace contro i calcoli renali.

Depura il sangue e si utilizza nel trattamento della tubercolosi. Come le altre crucifere, è un importante agente anticancerogeno (grazie ai composti chiamati glucosinolati).

Ravanello (*Raphanus sativus*). Facilita la digestione grazie all'elevato contenuto dell'enzima diastasi. Elimina i depositi di grasso dell'organismo, è efficace contro la tosse cronica e la febbre alta, regola la diarrea, previene la formazione di calcoli biliari e renali.
- *Contiene*: acqua, glucidi, lipidi, proteine, fibra, vitamina A (18 mg), B_1,

B_2, C, calcio (39 mg), ferro, fosforo, potassio (240 mg), rame, sodio. In cataplasma (pestato), applicato direttamente sulla pelle, allevia le ustioni; in forma di impiastro si applica nei trattamenti del cancro al seno.

La rivista *Agricultural* E. *Biological Chemistry* (1978) riporta che il ravanello contiene methanethiol, un solfuro anticancerogeno. Per combattere tosse cronica e bronchite si utilizza ravanello, spremuto o passato, miscelato con miele. I ravanelli sono benefici per la cistifellea e forniscono fibre all'alimentazione. Bruciano il grasso in eccesso e contribuiscono a curare i disturbi della tiroide.

Il ravanello è efficace contro gli stati di debolezza generale. I *ravanelli neri* sono eccellenti contro l'asma, depurano il sangue, si usano come aperitivo, sono diuretici. Per combattere catarro, malattie della gola, raucedine cronica, malattie del fegato, orticaria, artrite, mangiare la polpa di ravanello.

È un antiscorbutico e un antisettico in generale. Favorisce il drenaggio epatico e renale ed è raccomandato in tutte le diete dimagranti.

Yucca (*Manihot utilissima*) (*manioca, cassava, tapioca*). Cura diarrea e dissenteria. I cataplasmi di yucca con succo di limone portano a maturazione i foruncoli. Il cataplasma di polvere di radice cura l'erisipela. Le foglie applicate sulle tempie eliminano il mal di testa. In cataplasma, con latte, serve a curare le infiammazioni al seno delle madri che allattano.

Le foglie, messe dentro il cuscino, favoriscono il sonno. Molti indigeni sudamericani preparano la "chicha" e il "masato" macerando nell'acqua la radice di yucca fino alla fermentazione. È raccomandata specialmente alle persone che soffrono di artrite e gotta.

Esistono due varietà di yucca, *dolce* e *amara*; la yucca amara è un veleno mortale. Dalla yucca si ricava la fecola di tapioca e una farina chiamata *manioca*, con la quale si produce il *casabe* o pane di terra. La fecola di tapioca polverizzata è conosciuta con il nome di *musache* o *cipipa*.

SEMI

I semi delle piante oleaginose contengono svariate proteine a catena corta, che nel loro complesso e grazie al contenuto di amminoacidi equivalgono a una proteina completa di elevato valore biologico. Inoltre, sono di facile digestione e contengono anche acidi grassi insaturi, di grande importanza per il mantenimento dell'equilibrio del colesterolo e dei trigliceridi; di conseguenza, servono a prevenire le malattie dell'apparato circolatorio.

I semi crudi di mandorle, sesamo, lino, girasole, melone e prugne secche svolgono un ruolo fondamentale nell'aumento delle difese immunitarie contro cancro, virosi e infezioni in generale, grazie al ricco contenuto di cobalto, zinco e altri principi vitali, indispensabili per le cellule e il sistema immunitario. Favoriscono il funzionamento regolare delle ghiandole endocrine, specialmente genitali, grazie al contenuto di vitamina E e zinco. Sono inoltre importanti per la rigenerazione organica in generale.

La vitamina E contenuta nei semi, specialmente in quelli germogliati, contribuisce al rinnovamento delle cellule invecchiate. Grazie al suo potere antiossidante, ritarda l'invecchiamento delle cellule, particolarmente dei neuroni; previene e cura le cicatrici.

Amaranto (seme) (*Amaranthus caudatus*) (*coda di gatto*). La rivista U. S. *News E World Report* (25 novembre 1985) definisce l'amaranto un «alimento del passato ricco di proteine e perfetto come cibo del futuro».

Foglie e semi sono utilizzati come astringenti contro la diarrea, la presenza di sangue nell'urina e il flusso mestruale troppo abbondante; si utilizza nei lavaggi vaginali, in gargarismi per le ulcerazioni di bocca, gengive, denti e gola.

Preparazione del decotto di amaranto: bollire tre tazze d'acqua con due cucchiaini di semi, coprire e cuocere a fuoco lento per cinque minuti; se si hanno le foglie, si aggiungono e si lasciano in ammollo per trenta minuti. Bere due tazze al giorno.

Anche l'amaranto è uno pseudo-cereale come la quinoa; si tratta di semi piccolissimi che contengono più proteine dei cereali, con un valore nutrizionale superiore.

Anice (*Pimpinella anisum*). I semi combattono flatulenze e coliche, soprattutto in combinazione con il finocchio. Si utilizzano anche per alleviare debolezza intestinale, irritazioni alla mucosa dello stomaco, muco indurito, gastralgia, assenza o scarsità del ciclo mestruale. L'anice aumenta la montata lattea. L'anice in polvere combatte l'insonnia (bevuto con acqua).

Girasole (*semi*) (*Helianthus annuus*). Contengono circa il 50% di olio semisecco usato per cucinare, in insalate, nella preparazione di margarine, formaggi e altri prodotti caseari. È una fonte importante di ferro, albumine, calcio e vitamine A e D.

I semi vanno mangiati sbucciati e crudi; cucinati, perdono alcune sostanze nutritive. Una volta aperta la capsula che li contiene, i semi vanno refrigerati per evitare che ammuffiscano. Sono consigliati a chi soffre di ipoglicemia (poco zucchero nel sangue), perché aumentano il livello dello zucchero in modo naturale.

Lino (*Linus usitatissimum*). I semi di lino sono efficaci contro il reumatismo e la gotta. Depurano il sangue, prevengono l'aborto, regolano le funzioni dello stomaco e sono anticoagulanti. L'olio di lino è uno dei più ricchi di acido alfa-linolenico (omega-3).

Semi di lino. Contro infiammazioni gastrointestinali, stitichezza, emorroidi, disturbi bronchiali e catarro. Sono emostatici. I semi di lino cotti sono un efficace lassativo.

Sesamo (*seme*) (*Sesamum indicum*). I semi di sesamo contengono dal 50 al 60% di un ottimo olio semisecco; spremendoli e filtrandoli una sola volta si ottiene un olio chiaro dal colore giallo pallido. Un antico erbario cinese dell'ottavo secolo descrive un rimedio efficace per curare le punture degli insetti (in particolare ragni e millepiedi), le ustioni lievi e le piaghe cutanee: pestare 2 o 3 cucchiai di semi di sesamo fino a raggiungere la consistenza di una polvere grossolana; preparare un impasto aggiungendo un po' d'acqua e applicare sulla zona interessata fino al miglioramento. Il sesamo è coltivato per i suoi semi e il suo olio. È ricco di lecitina e molto apprezzato per l'azione positiva sulla memoria e contro il colesterolo. È un seme oleaginoso che contiene ferro, calcio, fosforo, vitamine A, B, C, acido pantotenico e amminoacidi di grande valore nutrizionale. È ricostituente e rivitalizzante. Per conservarsi in buona salute si consiglia di consumare quotidianamente una piccola quantità di sesamo. Le bevande ricavate da semi di sesamo sono eccezionali contro la stitichezza. È benefico per le donne in sindrome climaterica (menopausa) e per i bambini (per la crescita); consumare due o tre cucchiai di semi di sesamo al giorno, precedentemente tostati e uniti a sale riscaldato, è alcalinizzante.

Zucca (*Cucurbita maxima* e *Cucurbita moschata*). I semi di zucca si utilizzano tradizionalmente contro l'impotenza e la sterilità, grazie all'elevato contenuto di proteine e oli. I semi sono ricchi anche di zinco, un minerale impiegato nel trattamento dei disturbi della prostata. Sono diuretici.

Semi da masticare. Semi di girasole, sesamo, lino e zucca. Hanno un elevato potere nutrizionale; contengono vitamine, minerali ed enzimi in grandi quantità.

CONDIMENTI

Aceto. Per quanto possibile, è meglio sostituirlo con succo di limone, poiché l'aceto distrugge i globuli rossi e di conseguenza il suo consumo danneggia la circolazione del sangue.

Burro. Il burro deve essere utilizzato fresco e unicamente allo stato crudo. Vanno evitati i grassi animali e le margarine, perché vengono sottoposti a processi di raffinazione, idrogenerazione e denaturazione.
- *Ghi*. Una buona opzione per cucinare è il ghi (*burro chiarificato di latte vaccino*). *Preparazione*: scaldare il burro a fuoco lento fino all'apparire della schiuma bianca. Abbassare la fiamma, togliere il coperchio ed estrarre i solidi che si sono accumulati in superficie. È importante non bruciare il ghee, ma lasciare che assuma il suo colore ambra cristallino e non salga in superficie altra schiuma; raffreddare e conservare in un luogo fresco. Una volta raffreddato e prima che si rapprenda, si versa in un recipiente di vetro per utilizzarlo nella cottura di qualsiasi alimento. Si conserva in frigo per alcuni mesi senza deteriorarsi. In India il ghee viene usato per curare le fratture delle ossa e accelerare la cicatrizzazione.
- *Burro di arachidi*: tostare leggermente le arachidi senza bruciarle; macinarle e aggiungere man mano un po' di acqua fino a ottenere la consistenza desiderata. Si può aggiungere anche sale o miele.
- *Burro di sesamo*: dopo aver lavato bene i semi di sesamo, tostarli, macinarli e aggiungere acqua fino a ottenere la consistenza desiderata; si può aggiungere anche qui sale o miele.
- *Burro di noci*: seguire lo stesso procedimento, ma senza la tostatura (non è necessaria).

Tahin. È una crema di sesamo, molto utilizzata come condimento. Assai ricca di sostanze nutritive, viene utilizzata tradizionalmente come base dei condimenti nella cucina orientale.

Capitolo 12

Alimenti e malattie

MALATTIE

Ecco un elenco di disturbi fisici e i rimedi per curarli.

***Acidità di stomaco*:** papaya, cardamomo, lattuga, cannella, prezzemolo e fiore di tiglio.

***Acne (brufoli e punti neri)*:** timo, lavanda e rosmarino. Assumere tre volte al giorno un infuso di malva e salvia.

***Affaticamento*:** orzo, cereali, frumento e datteri.

***Afonia*:** bollire in mezzo litro d'acqua 200 grammi di carota per 15 minuti; tritare e spremere, unire una piccola quantità di miele, bere non molto caldo.

***Alito cattivo*:** cannella, chiodi di garofano, coriandolo, aneto, prezzemolo, rosmarino, timo, carota e salvia.

***Allergie*:** aglio, camomilla e guava. Non è consigliato mangiare uova, latte, frumento, farine bianche, lulla (*Solanum quitoense*), maracuja, pomodoro arboreo, alimenti manipolati (con additivi o residui chimici).

La causa principale delle allergie risiede nell'impurità del sangue;

applicare di notte le compresse fredde sul ventre per eliminare l'irritazione interna e frizionare con un asciugamano per migliorare la circolazione. Per le allergie in generale si consiglia di bere tre tazze di infuso, prima dei pasti, delle seguenti piante: una piccola quantità di ortica, malva e salvia (o 5 grammi ciascuna). Per le allergie cutanee, bere due volte al giorno (una a metà mattina e l'altra nel pomeriggio) un infuso di malva, salvia e marrubio bianco (5 grammi di ogni pianta).

***Amnesia*:** nel caso di amnesia o perdita di memoria, è utile assumere igname, ananas, cereali, germe di grano, frutta fresca, germogli di grano, noci, ortaggi verdi, rosmarino.

***Anemia*:** coda di cavallo, finocchio, rapa, verdure, banane, barbabietola, prezzemolo, alfalfa, broccoli, asparagi, germe di grano, sesamo, batata, patata, succhi di frutta fresca, soprattutto guava, more, fragole, pesche, lamponi, mele.

***Appendice infiammata*:** crusca di frumento, piselli, cavolo, cavolfiore, fagiolini, cavolini di Bruxelles e pomodori.

***Arteriosclerosi*:** insalate di porro, segale, farina integrale, carote, soia, fragole, mele, ciliegie, ananas, susine, melanzane, aglio, carciofi, fagioli, limone, dente di leone, ortaggi, legumi, cereali, banane e spinaci.
- *Evitare*: grassi, alimenti industriali, carni, farine bianche, zucchero, cioccolato, spezie, bevande stimolanti, sale, bevande alcoliche e tabacco.

***Artrite*:** fragole, lino, mandorle, zenzero, alloro, patate, papaya, ananas, yucca. In caso di artrosi degenerativa, consumare prima di colazione due pesche o albicocche secche, masticate bene, e prima del pranzo due fichi neri secchi.

***Asma*:** aglio, cipolla, ciliegie, guava, cocco, eucalipto, espeletia, melagrana, origano, ravanello, aloe, salsapariglia, timo, cereali integrali, germogli di semi vari, ortaggi verdi, carota, noci crude, brodo di cipolle, aglio, more e frutta fresca.
- *Evitare*: alimenti industriali e raffinati, prodotti insaccati e in scatola, carne, fritti, pesce, formaggi, bevande stimolanti, bevande alcoliche, bibite gassate, uova e cioccolato.

Bile (eccesso di): preparare uno sciroppo di ravanello grattugiando e aggiungendo miele, far riposare per un giorno e colare. Un cucchiaio più volte al giorno. Consigliato anche il decotto di crescione: una tazza tre volte al dì. In caso di assenza di secrezione biliare: carciofi o succo di foglie fresche di carciofo.

Bocca (infiammazioni): basilico, salvia e camomilla.

Bronchite: salvia, tiglio, malva, timo, uva passa, ciliegia, guava, zenzero, mango, maggiorana, origano, mora.

Caduta dei capelli: basilico, tiglio e ortica.

Calcoli (per prevenirne la formazione): zuppa di porri o l'acqua di cottura delle foglie di lattuga (cucinate a fuoco lento), con infuso di dente di leone. Decotto di bucce di nespola comune.

Calcoli biliari: olive, patate, ravanelli.

Calvizie: ortica.

Cancro: olive, pappa reale pura, assenzio, aglio, broccoli, banane, zucca, cannella, cereali, cavolo, cavolfiore, spinaci, fagioli, girasole, patate, rape, pomodori, peperoni, ravanelli, barbabietola, frumento, anamu, calendula, cereali integrali, ortaggi crudi, frutta secca, germogli di semi vari, sesamo, mandorle, lievito di birra, latte di capra.
- *Evitare*: bevande stimolanti, alcolici, carne, prodotti insaccati, in scatola e affumicati. Particolarmente raccomandati: pappa reale pura e tasso di Fortingall.

Capelli (cura dei): cipolla e camomilla.

Carie: sciacqui di tè, uva, succo di ciliegia nera, formaggio magro e cagliata, prezzemolo e salvia.

Circolazione: zucca, fragola e ananas.

Cisti (ovaie e mammelle): da 9 a 12 capsule al giorno di enotera (tre o quattro prima di ogni pasto) per 3 mesi; poi ridurre la dose a 6 capsule al giorno (due prima di ogni pasto) per 6 mesi (controllare la tolleranza).

Cistifellea (disturbi): carciofi, dente di leone (foglie), tamarindo, succhi di frutta e frutta secca, cavolo, ravanelli.
Evitare: carne, grassi, margarina, condimenti, prodotti in scatola, stimolanti, alcol.

Cistite: bietola, anamu, orzo, coda di cavallo, dattero, lattuga, mais, sambuco, timo, carota, cavolo, polpa di zucca, cocomero (anguria), spinaci, barbabietola, cetriolo, limone, rapa, aglio, fichi, lievito di birra, noci.
- *Evitare*: asparagi, crescione, pomodori, spezie, caffè, tè, cioccolato, bevande alcoliche.

Coaguli di sangue: aglio, cipolla e ananas.

Colesterolo (per ridurlo): crusca d'avena, legumi secchi, soia, pompelmo (la buccia), arancia, mela, melanzana, aglio, cipolla, carota, zenzero, orzo, carciofo, funghi prataioli, banana verde, specialmente "colicero" (varietà della Guinea) e "topocho" o "tresfilos", fragola, agrumi, banana, guava, olio d'oliva.

Coliche epatiche: camomilla, salvia, tiglio e menta.

Coliche renali: salvia e finocchio.

Coliche dell'apparato digerente: si curano con infusi di buccia di lime.

Colon (infiammazione): anice, annona, coriandolo, aneto, zenzero, piantaggine, camomilla, valeriana. È consigliato mangiare lentamente, evitando tensioni.
- *Evitare*: eccesso di farina, alimenti piccanti, frutta acida, fritti, zucchero, grassi in generale, alcolici, cioccolato, tè, caffè, insaccati, salse, uova fritte, carne (suina e bovina), dolci, bibite gassate.

Congiuntivite: camomilla e ibisco.

Contusioni: alloro, prezzemolo, salvia, tiglio.

Convalescenza: prima di coricarsi, bere una tazza di latte caldo con un cucchiaio di miele e un cucchiaino di cannella in polvere.

Crampi: melanzana, calendula, menta sativa, zenzero, maggiorana, menta, origano, timo.

***Crisi nervosa*:** anice, malva, menta, tiglio.

***Cuore*:** aglio, coriandolo, asparagi, melagrana, limone, sambuco, legumi, frutta, specialmente le more, cereali, semi, carota cruda (grattugiata), alfalfa, lievito di birra, lecitina, lino, asparagi, patate, banane, mango. - *Evitare*: sale, fritti, zucchero, carne, insaccati, bevande stimolanti, alcol, alimenti raffinati. Per fortificare il cuore, consumare abitualmente infusioni di melissa, cedro e rapanea.

***Cuore (malattie del)*:** olio di soia, mais e girasole; legumi, frutta (mango), latte scremato. Consumare cinque pasti al giorno (medici polacchi hanno dimostrato che mangiando più volte al giorno si consuma una quantità minore di alimenti e il fegato e i tessuti accumulano meno grassi). Bere latte di mandorle dolci (50 grammi di mandorle dolci e 50 grammi di miele); inumidire le mandorle pelate in acqua tiepida, pestarle fino a ottenere un impasto, colare e aggiungere miele. Lattuga, melanzane, asparagi e cavolo. Bere infuso di valeriana due volte al giorno. Mangiare la mandorla di due semi di mango pestata con miele.

***Debolezza*:** rosmarino.

***Debolezza infantile*:** basilico, timo e rosmarino.

***Diabetici*:** aglio, carrubo, dente di leone, fragola, fagioli, semi di girasole, fichi, mandarini, more (foglie in infuso), salvia, frutta, verdura, lenticchie, soia, yogurt, latte scremato, cetrioli, pompelmo, cavolo crudo, carciofi, avena, verza, patate, cipolla cruda, succo di limone.
- *Evitare*: farine raffinate, zucchero, barbabietola, carota, peperoni, ravanelli, fritti, piselli, porri, banane verdi, melone, prugne secche, uvetta passa, fichi, mandorle, noci, nocciole, vino, bibite gassate, spumanti, fecola.

***Diarrea*:** zuppe pastose o bevande preparate con qualsiasi alimento contenente amido, come riso, mais, frumento o patata. Cereali, banane, carote, patate, semi di sesamo, annona, avena, cainito (melastella), castagne, coda di cavallo, cherimoya, fragola, melagrana, guava, finoc-

chio, nespola, zucca, zuppa di banane verdi, verdure cotte, yogurt. Acqua del riso (bollire a fuoco lento una tazza di riso per tre d'acqua in un recipiente senza coperchio per quindici minuti, scolare, raffreddare e somministrare), finocchio, salvia, more, ribes nero, miele.
- *Evitare*: ortaggi crudi, succhi crudi, carboidrati, grassi, carne, formaggi fermentati, bucce di frutta.
- *Alimenti che aggravano la diarrea*: quelli che producono gas, come fagioli, cavolo e cipolla; latte (specialmente nel caso d'intolleranza al lattosio) e liquidi molto dolci (bevande gassate).

***Digestione*:** l'infuso di buccia di limone stimola l'organismo, provoca sudorazione e favorisce la digestione; agisce anche contro l'insonnia.

***Digestione lenta*:** è consigliato consumare insalate con cipolla, patate bollite, ananas, arancia, assenzio, alloro, camomilla, rosmarino, tiglio, timo, prugne, tamarindo, papaya, cereali integrali, barbabietola, pitaya.

***Dimagramento*:** *evitare* pane, sale (condire i piatti con pochissimo sale, non usarlo in cottura), salse, antipasti, alimenti piccanti, burro, alcol, aceto.
- *Evitare*: prodotti chimici (conserve), fritti, alimenti in scatola, insaccati, zucchero, cioccolato, farine raffinate, grassi animali, uova, pelle di pollo e pesce, dessert, torte, dolciumi, marmellate, pasticcini e bibite gassate in generale. Bere infusi di timo e menta, perché sono entrambi digestivi e stimolano il corretto funzionamento dello stomaco per assorbire e rifiutare la giusta quantità; essendo due piante toniche, bruciano inoltre i grassi in eccesso. Assumere anche ravanelli, alghe marine, palitaria, sedano, melanzana, carciofi, cetrioli, graviola, caffè. Bere succo di ravanello dolcificato con miele. Per dimagrire: due tazze di decotto di sedano al giorno, tra i pasti (sconsigliato alle persone ipertese). Porro cotto in zuppa. Mela: al mattino è depurativa, alla sera è lassativa. Ciliegie: sono depurative. La carota, oltre a essere ricca di vitamine, ha il potere di togliere l'appetito. Il cocomero è un eccellente depuratore. Dopo essere dimagriti, per stabilizzare il peso, al posto della cena assumere due volte a settimana una bevanda con polpa di graviola (con acqua, latte o entrambi).

Disturbi cardiovascolari: alghe, cipolla, ribes, more, olio d'oliva, melanzane, lino e mandorle (possiedono omega-3).

Disturbi epatici: *evitare* cavolo rosso, olive verdi, ravanelli, rape, cetrioli, brodi grassi, zuppe di pesce, fritti, carne di anatra, maiale, salmone, tonno, spinaci, cavolini di Bruxelles, formaggi grassi, banane (gialle) essiccate o mature, albicocche, susine, creme con burro, cioccolato.

Diverticolite: crusca di frumento, legumi, avena, cavolo, carota, mele, papaya, pitaya.

Dolore (in generale): assenzio, cipolla, mandarini, patate, ananas e yucca.

Dolori addominali: melanzana, menta sativa, mais, maggiorana, origano. *Contro il mal di pancia*: infusioni di menta sativa e/o paico (epazote). Applicare anche impiastri di menta sativa, paico, aglio e alcol. Brodo antiossidante: va preparato con foglie verdi (in parti uguali) di lattuga, sedano, bietola, spinaci, cavolo, carota, rapa e cipolla in quantità minore. Cuocere il tutto in due litri di acqua finché si riduce a metà. Si può assumere con o senza sale, prima di pranzo. È un brodo che depura e fortifica il sangue.

Dolori reumatici: ortica, alloro, salvia, rosmarino.

Eczemi: questa malattia della pelle è provocata da disturbi di stomaco, cattiva digestione e malfunzionamento di altri organi interni. Alcol, tabacco e cibo piccante contribuiscono allo sviluppo di questa disfunzione. Strofinare con un asciugamano freddo tutto il corpo due volte al giorno. Si consigliano: ciliegie, uva, pesche, fichi, mele e la cura del limone o delle prugne. Per curare i brufoli (un modo dell'organismo per liberarsi dalle sostanze velenose accumulate), si possono applicare sull'infezione cataplasmi caldi di fango/argilla, rinnovandoli ogni due ore. Si possono fare massaggi delicati attorno al brufolo con succo di limone caldo.

Emicrania: banana, pomodoro arboreo.

Emorragia nasale: prezzemolo, salvia, coda di cavallo, ortica.

Emorragie: coda di cavallo, asparagi, mango, ortica e lino.

Emorroidi: impiastri di banana pestata. Consumare cereali, frutta e verdura fresca, semi crudi, germogli e noci. Consumare abbondante acqua, alloro, salvia, crusca di frumento.
- *Evitare*: spezie, bevande stimolanti, carne, zucchero raffinato, formaggi fermentati e liquori. Sulla zona affetta da emorroidi, applicare cataplasmi di argilla bagnandola prima con mezza tazza di infuso di trigonella o con 30 gocce di fieno greco.

Enfisema e bronchite cronica: aglio, cipolla, peperoncino.

Epatite: per abbassare e stabilizzare le transaminasi e per negativizzare gli antigeni, assumere a metà mattinata e nel pomeriggio un cucchiaio grande di curcuma in polvere sciolta in un bicchiere d'acqua, fino a raggiungere la stabilizzazione dei valori. Per integrare, bere a digiuno succo di tamarindo e dopo i pasti infuso di boldo. Prima di pranzo e di cena, bere un infuso di ibisco o di carciofo. Appena svegli e prima di dormire, infuso di *Desmodium* (un cucchiaino in un bicchiere d'acqua). Il *Desmodium* è un integratore alimentare vegetale coadiuvante delle funzioni fisiologiche epatobiliari; protegge il tessuto epatico.

Esaurimento: insalata di basilico crudo, cipolla, carota, legumi e ortaggi freschi, igname, noci, mandorle, fichi, uva, pesche, mele, agrumi, susine, asparagi, finocchio, ravanelli e aloe.

Esaurimento fisico e intellettuale: rosmarino, tiglio e salvia.

Faringite: salvia e timo.

Febbre (per abbassarla): 30 grammi di aghi freschi di rosmarino, bolliti per due minuti e dolcificati con miele, contribuiscono ad abbassare la temperatura; camomilla, melone e tamarindo.

Febbre persistente (per abbassarla): prezzemolo (che in soli dieci rametti contiene 850 unità internazionali di vitamina A).

Fegato (*disturbi*): carote, carciofi, cavoli, mele, arance, tamarindo, asparagi, melanzane e succo di sedano fresco; fanno bene anche gli infusi di boldo. Assumere infuso di carciofo, coda di cavallo, menta o salvia, tamarindo, vegetali verdi, more, uva, lievito di birra, germogli; fare la cura del limone. Consumare orzo, crescione, portulaca, prezzemolo, dente di leone.
- *Evitare*: spinaci, cavoli, cavolfiori, olive, ravanelli, rape, melone, banana, prugne, albicocche, legumi secchi, fritti, cioccolato, condimenti, salse, maionese, prodotti insaccati e in scatola, uova, bevande stimolanti, alcol, gelati, dolci, zucchero raffinato.

Ferite: olive, sesamo, calendula, zucca, ginepro, miele, papaya, pomodoro, timo, prezzemolo, rosmarino, salvia.

Flatulenza: cannella, aneto, maggiorana, timo, melissa, menta sativa, aglio, anice, zucca, chiodi di garofano, zenzero, finocchio, limone, camomilla, menta, salvia, carota.
- *Evitare*: legumi secchi, cavolo, pane fresco, zucchero, bibite gassate, paprica, formaggi fermentati, stufati, cavolfiore, fecola e carne suina.

Foruncoli: cataplasmi di foglie di alga, cotte ed emulsionate, o di foglie di lattuga cotte con un filo d'olio d'oliva. Si può anche arrostire una rapa (senza pelarla), tagliarla a metà e strofinare con entrambe le metà la zona interessata (la rapa non deve essere troppo calda).

Freddo: per contrastarlo, consumare da 2 a 5 albicocche secche al giorno. È il frutto più ricco di ferro.

Fuoco di Sant'Antonio (*herpes zoster*) (*serpigine*): infusi di piante depurative. Applicare sulla parte interessata il succo di foglie e frutti secchi di morella.

Gastrite: succo di carota. Dopo i pasti, bere un infuso di anice, camomilla, alloro, menta o origano; due melagrane alla sera, masticando lentamente i semi.

Gengive (*e denti deboli*): sciacqui di infuso di foglie di mango alleviano le infiammazioni alle gengive, proteggono i denti deboli (malattie parodontali) e curano la piorrea.

Gengive infiammate: foglie di pomodoro, malva, salvia e timo.

Gengive sanguinanti: limone.

Gola (irritazione): infuso di violetta, frutta, verdura, cereali, legumi, lino e mandorle.

Gotta: carciofi, batata, dente di leone, fragole, zucca, cetriolo, rosmarino, mais, ravanelli, ruta, sambuco, ortaggi verdi, cavolo, sedano, prezzemolo, alfalfa, carota, patate, banana. A digiuno, bere succo di ciliegia, ananas, uva, pera.
- *Evitare*: carne, pesce, uova, latte, fritture, frutti di mare, funghi prataioli, caffè, alcolici, condimenti, insaccati.

Impotenza: assenzio, zenzero, guava, finocchio, carciofi, germe di grano, avocado, sedano, cipolla, crescione, ravanelli, prezzemolo, germogli di grano, verdure, noci, igname, sesamo, semi di girasole, lievito di birra, funghi prataioli.
- *Evitare*: alimenti raffinati, insaccati, carne di pollo, eccesso di alcol e tabacco.

Impotenza (IL «VIAGRA» DELLA FRUTTOTERAPIA)
- *Ingredienti*: mezzo avocado, un cucchiaio di miele, due capsule (250 mg ciascuna) di germogli di alfalfa o un cucchiaio di germogli freschi di alfalfa.
- *Preparazione*: tagliare mezzo avocado e miscelarlo con miele e alfalfa (in capsula o fresco). Questo preparato va consumato possibilmente mezz'ora prima dei pasti e due volte la settimana.
- *Effetti negli uomini*: favorisce l'irrigazione sanguigna delle arteriole, che facilitano l'afflusso del sangue al corpo cavernoso; inoltre rinforza e accresce la muscolatura liscia del pene. Previene l'eiaculazione precoce.
- *Effetti nelle donne*: efficace nelle donne che soffrono di anorgasmia o frigidità e per quelle che tardano a raggiungere l'orgasmo.
- *Avvertenza*: non eccedere nel consumo. Non è consigliabile alle persone con intolleranza al miele o all'avocado.

Non sono noti effetti nocivi provocati dal suo consumo.

Inappetenza: infuso di foglie di mora selvatica, menta, camomilla, timo.

Indigestione: infuso di boldo, aglio, basilico, alfalfa, aneto; in alternativa, consumare limone, ravanelli, rapa, cavolo, cavolfiore, cannella, calendula, lattuga, mais, pesche, mela cotogna, menta, patate, papaya, pera, pompelmo, barbabietola, legumi secchi, albicocche, succo d'ananas o di papaya. Mangiare piano e masticare bene.
- *Evitare*: grassi, formaggi, zucchero raffinato, fecola, salse, liquori, spezie, condimenti, prodotti in scatola, sale in eccesso.

Per prevenirla, un'ora prima di un pasto abbondante o di un considerevole consumo di alcol bere un cucchiaio d'olio d'oliva o un bicchiere di succo di tamarindo. Al termine di un pasto abbondante, bere un infuso di finocchio, di boldo o di semi di lino.

Infezioni (in generale): yogurt, aglio, succo d'arancia, mele, miele, more, mirtilli, prugne, lamponi, fragole, albicocche, fichi, limone, tè (verde).

Infiammazioni: calendula, zenzero, camomilla, cetriolo, olive, avocado, cocomero, malva.

Influenza: rosmarino, malva, tiglio e timo.

Influenza, faringite, laringite e tonsillite (per combatterle): in una pentola di acciaio inossidabile, mettere 10-12 prugne snocciolate, fresche o secche, aggiungere due cucchiai di miele (se non c'è intolleranza) e scaldare a fuoco lento, coperto, per due o tre minuti; spegnere e mangiare caldo.

Insolazione: applicare compresse di acqua fredda sulla testa e sul ventre; bere succo di limone e acqua in quantità sufficiente per idratare la pelle.

Insonnia: applicare su nuca e gambe foglie di cavolo; fare bagni con decotto di ibisco, anice, alloro, camomilla, menta, tiglio, cipolla, aneto, miele, valeriana, lulla, curuba.

Insufficienza renale (per prevenirla): infuso di coda di cavallo, menta, palitaria o vira-vira. Semi di cocomero. Bere tre volte al giorno un decotto di carota tagliata fine o succo di zucca a digiuno.

Intossicazione: decotto di foglie di carciofo (mezza manciata di foglie in un litro d'acqua; se grave, aumentare la dose a una manciata di foglie). Infuso di boldo con dieci gocce di limone.

Iperattività: finocchio, camomilla, menta.

Ipertensione: aglio, melanzana, limone, mango, mela, verdure crude, cocomero, ananas, banana, avena, frumento integrale, riso, maracuja, pomodoro arboreo, cipolla, dente di leone, asparagi, infuso di foglie di olivo, decotto di foglie di guava e/o frutta verde o matura.
- *Evitare*: carni grasse, insaccati, salsicce, prosciutto, burro, formaggi fermentati, salumi, dolci, cioccolato, fritti, sale, alcol, zucchero, formaggi stagionati, frutti di mare, uova, pelle di pollo, pesce, alimenti in scatola, spezie, condimenti, salse, caffè, lulla; non mangiare in eccesso.
- *Evitare* alimenti ricchi di colesterolo come uova, crostacei, fegato e carni grasse. Aumentare il consumo di alimenti ricchi di grassi polinsaturi come soia e olio vegetale di mais (che riduce il livello di colesterolo). Eliminare il tabacco. Ridurre il livello di stress. Evitare stimolanti come caffè e tè. Diminuire il consumo di sale, che causa ritenzione idrica, e aumentare il consumo di alimenti ricchi di potassio (frutta e verdura). Aumentare l'attività fisica (camminare, nuotare). Mantenere il peso entro limiti adeguati; le persone obese corrono più rischi di disfunzioni cardiache e di ipertensione.

Per abbassare la pressione: frullare una fetta di melanzana cruda (buccia inclusa) spessa circa un dito, mescolarla a spremuta d'arancia, colare e assumere a digiuno, mezz'ora prima di colazione. Continuare per dieci giorni; se la pressione non si è abbassata, sospendere per tre giorni e ripetere il trattamento per altri dieci giorni.

Per abbassare la pressione, depurare il sangue, ridurre i trigliceridi e il colesterolo: a mezzo bicchiere di succo di limone aggiungere un cucchiaio di prezzemolo tritato e una fetta sottile di melanzana cruda con la buccia, frullare, colare e bere mezz'ora prima di colazione per cinque giorni, sospendere per tre giorni e ripetere nuovamente.
- *Avvertenza*: queste due ricette non possono essere utilizzate dalle persone che soffrono di ernia iatale, gastrite, ulcere, diabete e ipoglicemia o che sono allergiche al limone, alla melanzana o al prezzemolo.

Ricordiamo che un alimento meraviglioso per una persona può non esserlo per un'altra; dipende dalla diversa sensibilità.

Ipoglicemia: il primo giorno, un'ora prima di colazione, si mangia una uchuva (*Physalis peruviana, fragola d'oro*) e per venti giorni consecutivi si aumenta di una. Al termine si fa il contrario, diminuendo ogni giorno di una, per altri venti giorni.

Itterizia: la causa di questa malattia risiede nel cattivo funzionamento del fegato e di altri organi, come pure nell'alimentazione scorretta. La pelle e il corpo vitreo degli occhi diventano gialli. C'è uno stato di debolezza e stitichezza. Si consiglia di consumare arance, uva, mele e di praticare una pulizia di fegato e reni.

Montata lattea (aumento): finocchio, anice, basilico, aneto, lattuga, datteri, arachidi, asparagi, verdure, lenticchie, latte vaccino e di capra, germe di grano.

Macchie cutanee: bollire 60 grammi di prezzemolo in un litro di acqua, aggiungere il succo di un limone, colare e applicare il liquido sulle macchie (non esporsi al sole).

Madri che allattano (stimolo): anice, basilico, aneto, finocchio e papaya.

Mal di denti: applicare un impiastro di 4-5 chiodi di garofano pestati in un mortaio. L'olio essenziale di chiodi di garofano è un potente analgesico, pari a quelli chimici; inoltre, aglio, melanzana, cipolla, zenzero, lime.

Mal di stomaco: basilico, menta, rosmarino, camomilla.

Mal di testa: applicare compresse di patata grattugiata sulla fronte. Ingerire liquidi in quantità sufficiente. Controllare la digestione; in presenza di stitichezza, consumare papaya, infuso di boldo, camomilla, anice e menta.

Mal di testa (postumi da eccesso di alcol): prendere un pomodoro maturo, togliere buccia e semi, frullare con un bicchiere d'acqua, aggiungere dieci gocce di tintura o estratto di boldo e ghiaccio, mescolare e assumere per via orale.

Memoria (per evitare la perdita): fiocchi d'avena, sedano crudo (o in zuppa), miglio, farina o olio di soia, riso e frumento integrale, castagne, datteri e arachidi, asparagi, spinaci e fagioli, banane, arance, fragole, mele, prugne, uva, avocado, albicocche, mandorle (non nei dolci o nel cioccolato), noci, anacardi.

Menopausa (sindrome climaterica) (per prevenire l'osteoporosi): fico fiorone e foglie di barbabietola, che sciolgono cisti, miomi e malattie fibrocistiche. Mangiare da 3 a 5 fichi maturi a settimana, crudi. Consumare anche noci, germogli crudi, polpa di frutta e verdura, lecitina, lievito di birra.
- *Evitare*: alimenti grassi, insaccati e in scatola, farina bianca, zucchero bianco.

Mestruazioni dolorose: anice, prezzemolo, camomilla, menta, finocchio.

Meteorismo (gas intestinali): anice, finocchio, prezzemolo.

Muscoli (per rafforzarli): banana, orzo, fagioli e frumento.

Nausea: lampone, zenzero, lime, papaya, ananas.

Nefrite cronica: succo di sedano fresco e nespole.

Nervi (attacchi di): infuso di cinque foglie di salvia, una buccia di limone o arancia in un bicchiere d'acqua (lasciar riposare, colare e bere poco per volta); se si desidera, aggiungere miele. Efficace anche l'infuso di camomilla, che ha proprietà sedative, o di passiflora (foglie di curuba), un calmante eccellente che aiuta a rilassare i nervi e ad avere un sonno tranquillo; infuso di ruta (bollire una piccola quantità di foglie fresche di ruta in un po' d'acqua); infuso di timo (tre grammi di foglie per tazza); infuso di melissa con aggiunta di miele.

Nervosismo: succo di curuba frullato con la buccia, infuso di camomilla, valeriana, salvia, rosmarino, melissa, sambuco, maggiorana, limone, arancia o tiglio. Fare un bagno caldo prima di coricarsi, aggiungendo arancia, melissa, tiglio e camomilla.

Nevralgie: camomilla e tiglio. Succo di lattuga.

Occhi irritati: prima di coricarsi, spalmare le palpebre con alcune gocce di succo fresco di cavolo o applicare bustine di camomilla.

Occhi stanchi: lavare alcuni gambi di prezzemolo, asciugarli, tritarli, aggiungere alcune gocce d'acqua di rose e applicare in forma di compresse sulle palpebre chiuse per venti minuti.

Osteoporosi: foglie di barbabietola, fico fiorone, ananas e cocco.

Otite: cipolla e aglio.

Paralisi: ribes e camomilla.

Parassiti intestinali: zucca cruda o cotta al vapore; due bicchieri al dì di decotto di semi o foglie di prezzemolo (50 grammi per un litro di acqua).

Pelle (infezioni, micosi): cataplasmi di aglio.

Pelle (infiammazioni): calendula, malva e salvia.

Peso (per perdere peso): infuso di buccia d'ananas.

Piaghe: sesamo, alfalfa, calendula, ginepro, patata, papaya, pomodoro, timo, rosmarino, salvia.

Pidocchi, cimici e pulci: utilizzare antiparassitari a base di erbe: aglio, arnica, camomilla, lavanda, menta, ortica, rosmarino, salvia e timo. Come prevenzione contro questi insetti, strofinare il corpo con timo fresco.

Piedi freddi: non è salutare andare a letto con i piedi freddi; pediluvi di acqua fredda e calda alternata eliminano il problema. Un'altra alternativa è lavarsi i piedi con foglie di sambuco.

Prostatite: pere (come unico alimento, a colazione, per dieci o quindici giorni), zuppa di carciofi, cipolle, carote, lecitina; noci e semi crudi, sesamo, mandorle.

- *Evitare*: sale, spezie, caffè e altre bevande stimolanti, alcol e cibi in scatola.

***Punture di insetti*:** aglio, cipolla, limone, malva, prezzemolo, salvia e timo. Strofinare la puntura con prezzemolo o malva freschi, oppure con foglie di assenzio fresco, con una foglia di cavolo spremuta o con limone. Coprire con foglie di calendula.

***Punture di vespe*:** dopo aver estratto il pungiglione, strofinare con una cipolla tagliata a metà. Le foglie di pomodoro allontanano vespe e zanzare.

***Purganti*:** semi di papaya masticati. Per purgare: in un litro d'acqua bollente gettare un cucchiaio di semi di lino con un pizzico di foglie di acacia catechu (originaria dell'India), senna e boldo; togliere dal fuoco e far riposare; bere il purgante durante il giorno, accompagnato da alimentazione moderata.

***Raffreddore*:** menta, rosmarino, salvia.

***Reni*:** mirtillo, zucca, cavolo, coda di cavallo, asparagi, prezzemolo, ravanelli, cocomero.

***Reni (calcoli, coliche e litiasi)*:** aglio, datteri, semi di girasole, mela, cocomero, frutta secca, zuppa di bietola, zucca, succo di ravanello, uva, ciliegie, cocomero, papaya o banana. In caso di eccesso di ioni fosfati nell'urina *evitare* cereali, soia e carne.
- *Evitare* asparagi, melanzane, crescione, sedano, funghi prataioli, spinaci, condimenti e spezie in caso di eccesso di ossalati.
- *Evitare* carne, pesce, frutti di mare e molluschi, rabarbaro, crescione, cioccolato, sale, formaggi, spezie, alimenti piccanti e bevande stimolanti in caso di eccesso di urati.

***Reumatismi*:** aglio, carciofi, anamu, fagioli, igname, ravanelli, verdure, ortaggi, germogli di alfalfa, sedano, prezzemolo, patate, crescione, banana, asparagi, succhi di frutta (soprattutto ananas e fragola).
- *Evitare*: carne, frutti di mare, uova, prodotti caseari, farina e zucchero bianco, sale, caffè, spezie, liquori, insaccati e cibi in scatola.

Rughe: le persone nervose sono più predisposte all'invecchiamento prematuro. Si consiglia di dormire le ore necessarie, di evitare l'eccesso di lavoro e mantenere un atteggiamento ottimista; bere acqua di tiglio e integrare con pappa reale pura.

Scorbuto: infuso di fiori, radici e frutti del mango.

Sincope: mango.

Sonno tranquillo: un bicchiere di latte caldo, bevuto prima di coricarsi, favorisce un sonno tranquillo. Un bagno in acqua tiepida (con aggiunta di tiglio o rosmarino) prima di coricarsi è meraviglioso per dire addio al nervosismo. Un bagno caldo con foglie di ibisco o con sapone di ibisco è un rilassante eccellente; combatte l'insonnia e favorisce il sonno.

Spasmi allo stomaco: basilico.

Stitichezza (per prevenirla): fare movimento, camminare o svolgere qualsiasi esercizio fisico. Ingerire acqua o altri liquidi, cercare di evacuare a orari regolari, non abituarsi ad assumere lassativi, cercare di controllare lo stress, mangiare a orari regolari, consumare pane e biscotti integrali, insalata, dente di leone, patate, bietola, carote, spinaci, aglio, melanzane, lattuga, frutta come mele, papaya, pesche, mango, prugne, tamarindo, anguria, avocado, sesamo, prugne secche, asparagi, lino, melone, rapa, ananas, malva e camomilla, crusca di frumento, avena, polline, pane di segale, infuso di anice, orzo, quinoa, pitaya.
- *Evitare*: pane bianco, carne, stufati, insaccati, cioccolato, zucchero bianco, sale, bevande stimolanti, alcol e tensioni emotive.

Stress: banana, timo, valeriana, passiflora e iperico.

Sudore: alloro e tiglio.

Sudore freddo: salvia e camomilla.

Testa (mal di): infuso di camomilla, maggiorana, mora, arancia, salvia, semi di girasole, basilico, sesamo, zucca, zenzero, camomilla, cocomero e banana.

Tonsilite: lavanda, malva, salvia e timo.

Tosse: finocchio, malva, salvia ed erba luisa.

Ulcere: banane (varietà Harton verde), frutto della passione, calendula, riso, patate, frutta dolce, spremute fresche, cavoli e mele; mangiare con moderazione e in tranquillità. *Evitare*: succhi di frutta acida, alimenti fritti, alcol, bevande stimolanti, spezie, aceto, senape, zucchero, alimenti raffinati, bibite gassate.

Ulcere della bocca: gargarismi di orzo caldo.

Urina (ritenzione): prezzemolo, salvia, finocchio, menta; bere mezzo bicchiere di succo di crescione e infuso di menta.

Urinario (infezioni dell'apparato urinario): mirtillo, crusca di riso, limone.

Ustioni: erbe analgesiche, cicatrizzanti e antibiotiche. Spinaci, ortica, carota (il succo di ortica si ricava dalla pianta fresca, l'infuso, molto concentrato, dalle foglie secche; colare in un panno e usare come cataplasma). Si possono anche fare cataplasmi di carota cruda grattugiata, applicandoli sulla parte e coprendo con una garza. In alternativa, cataplasmi di patata cruda grattugiata, applicata in forma di impiastro sulla parte ustionata. Sostituire 2-3 volte al giorno. Olio d'oliva, sesamo, banana, zucca, cipolla, mela, pesca, pera, cocomero, miele. Bere succo di limone o d'arancia.
- *Ustioni solari*: applicare sulla zona interessata cipolla tagliata o succo di cipolla.

Vermi: assenzio, aglio, zucca, cipolla, melagrana, papaya, ananas, timo e paico.

Vertigini: basilico.

Vomito e nausea: radice di zenzero (mezzo cucchiaino sciolto nel tè), basilico, menta.

PER GLI OBESI

Le persone obese vivono molto meno. L'eccesso di peso favorisce la formazione di ulcere, diabete, problemi cardiaci e circolatori. Lo zucchero aumenta l'appetito nel giro di poche ore, mentre il sale lo aumenta immediatamente.

All'inizio può essere difficile distinguere ciò è vantaggioso per una persona e ciò che non lo è; poi, poco a poco, sviluppando l'intuizione, diventerà più facile. Fondamentale è cambiare atteggiamento. Mangiando le giuste quantità di cibo nel momento giusto, i problemi di obesità scompariranno.

Per dimagrire occorre un po' di sacrificio, mangiare meno e sapere quello che si mangia.

Una qualunque bibita, all'apparenza così innocua, apporta un tale indice glicemico all'organismo da renderla assolutamente sconsigliabile alle persone che si propongono di dimagrire, per non parlare degli alcolici. Vediamo alcuni esempi:

Bevande alcoliche	Zuccheri	Alcol	Calorie
Birra	45	35/50	600/700
Vino	20	80/120	800
Superalcolici		350/500	2500/3000

Dieta per dimagrire: questa dieta permette di perdere dieci o quindici chili in venticinque giorni, a seconda dei casi individuali, senza nessun effetto nocivo collaterale. Per cinque giorni mangiare papaya come ultimo pasto della giornata. Per i seguenti cinque giorni, pitaya e per i quindici successivi, guanabana. La frutta va mangiata in abbondanza per assicurare la completa sazietà. Nel caso in cui una persona sia molto nervosa, si consiglia di consumare per cinque giorni (prima della pitaya) succo di curuba, frullato con la buccia, per un totale di trenta giorni.

Obesità: si consiglia anche di consumare frutta e succhi freschi, verdure crude, mele, fragole, ciliegie, germogli di alfalfa.
- *Eliminare*: alimenti raffinati e in scatola, fecola, grassi, zucchero, sale, noci, caffè, alcol, cereali, pasta, carne.

Per dimagrire si consiglia di mangiare a colazione, per un periodo di undici giorni, un ananas fresco grattugiato (come unico pasto); è possibile ingerire altro cibo solo dopo che siano trascorse due ore. Bollire la scorza d'ananas in un litro d'acqua per trenta minuti e consumarlo nell'arco della giornata.

Capitolo 13

Bellezza

TRATTAMENTI PER I CAPELLI

Forfora (*per eliminarla*): frizionare il cuoio capelluto, tre volte al giorno, con il succo di 100 grammi di foglie fresche di ortica (pestate e spremute in un panno di lino); aggiungere 40 grammi di olio di ricino inodore, miscelare e applicare.

Calvizie (*per prevenirla*): bollire per un quarto d'ora una manciata di foglie fresche di basilico; filtrare bene spremendo le foglie e applicare sui capelli con frizioni energiche. Come integrazione, consumare cocco, cavolo, aneto, guava, igname, ortica, carciofi, bietola, crescione, germe di grano, lievito di birra, barbabietola, semi di sesamo, girasole, cereali integrali, noci.
- *Evitare*: l'eccesso di sale, alcol e grassi.

Capelli (*balsamo per*): versare in un pentolino due bicchieri e mezzo di buccia di cipolla rossa leggermente schiacciata con un quarto di litro d'acqua, portare a bollitura, coprire e lasciare in ammollo per cinquanta minuti; poi colare. Lavare i capelli con lo shampoo, asciugarli con un asciugamano, sciacquare varie volte con acqua di cipolle; l'ultimo risciacquo va eseguito solo con acqua.

Morbidezza e flessibilità: l'olio di avocado frizionato sui capelli e sul corpo dona morbidezza e flessibilità.

Cura dei capelli: cipolla e camomilla.

TRATTAMENTI PER LE MANI

- Mettere una manciata di crusca in poca acqua, bollire finché si addensa, colare e, mentre il liquido è ancora caldo, aggiungere una mela tagliata a pezzetti; le mani lavate con questo preparato diventano bianche e morbide.

Dal ricettario di Caterina de' Medici:

- Tagliare una mela in quattro (senza semi); introdurre in ogni quarto un chiodo di garofano e lasciare riposare per tutto il giorno in acqua di rose. Bollire la mela nella stessa acqua per dieci minuti, aggiungere un po' di farina di frumento e applicare sulle mani, lasciando agire per mezz'ora.
- Per pulire le mani dal grasso: in acqua tiepida, mettere alcune scaglie di sapone neutro, una manciata di crusca e un cucchiaio di farina di mais; spalmare sulle mani, poi lavarle bene.
- Per eliminare dalle mani l'odore di cipolla, strofinarle con prezzemolo fresco.
- Per eliminare l'odore di aglio, strofinarle con caffè.
- Per unghie deboli e spezzate, tenerle a bagno in un po' d'olio d'oliva e limone caldo.

TRATTAMENTI PER LA PELLE

***Contro l'acne*:** applicare succo di cavolo appena spremuto. Si consiglia di mangiare frutta, verdura, insalata cruda (senza condimenti né aceto). *Evitare*: grassi, zucchero, carne rossa, farina bianca, dolci, bevande stimolanti, alcolici, alimenti industriali, insaccati e raffinati.

***Per i pori*:** prendere la polpa di mezzo cainito e una fetta di mango; schiacciarli bene fino a ottenere un'emulsione, aggiungere un cucchiaio di miele e applicare sulla parte interessata per venti minuti, poi rimuovere con acqua tiepida. Ha proprietà astringenti.

***Per le pelli rovinate e secche*:** 20 grammi di polpa di cherimoya e 15 grammi di polpa di papaya; aggiungere un cucchiaio di miele e uno d'olio d'oliva, emulsionare e applicare sul viso per trenta minuti, quindi rimuovere con acqua tiepida.

***Maschera alla banana, yogurt e miele*:** prendere una banana molto matura, già con alcune parti nere, un quarto di bicchiere di yogurt e un cucchiaio di miele; amalgamare il tutto fino a ottenere la consistenza di una purea. Applicare sul viso e sul collo, lasciare agire per venti minuti e rimuovere con acqua. Indicata per le pelli normali e per quelle che hanno tendenza alla secchezza.

***Maschera alla mela rossa, papaya e fichi*:** frullare la frutta fino a ottenere la consistenza di una purea e aggiungere miele (se non si è allergici). Applicare per venti minuti e rimuovere con acqua a temperatura ambiente. Indicata per le pelli secche, stanche e rovinate. In seguito, applicare pappa reale pura.

***Maschera alla papaya*:** ridurre il frutto alla consistenza di una purea e applicarlo sul viso; aiuta a mantenere la pelle liscia.

***Eliminare cisti, brufoli, punti neri e altri difetti cutanei*:** bollire per mezz'ora a fuoco lento dieci cucchiai di farina di avena in sei bicchieri d'acqua, colare, utilizzare il liquido per lavarsi la faccia al mattino e alla sera, inumidendo un panno e strofinando la pelle.

***Mantenere la pelle liscia e morbida*:** la crusca di riso avvolta in una garza può essere usata quotidianamente per lavare viso, collo, gola, braccia e mani.

***Attenuare le macchie cutanee*:** tritare 10 grammi di foglie fresche di consolida maggiore, aggiungere un cucchiaio di miele, applicare alla sera per venti minuti, rimuovere con acqua tiepida.

***Pelli grasse*:** una volta alla settimana, applicare sul viso e sul collo fette sottili di cetriolo, lasciar agire per venti minuti e sciacquare con acqua tiepida.

***Pelli normali*:** pestare o tritare foglie di lattuga con miele e il succo di mezzo limone, emulsionare e applicare per venti minuti; rimuovere con acqua tiepida.

***Pelli secche*:** applicare sul viso olio di mandorle dolci con alcune gocce di limone, lasciar agire per venti minuti e rimuovere con acqua tiepida.

***Pelle del viso (per ammorbidirla)*:** lavare il viso e applicarvi uno strato di miele; sulle palpebre, applicare batuffoli di cotone imbevuti di camomilla. Lasciar agire per venti minuti, rimuovere con acqua tiepida e pulire il viso con un batuffolo di cotone intriso di succo di limone.

***Cellulite*:** mangiare carciofi, dente di leone, limone, rosmarino e ceci. *Evitare*: grassi, cioccolato, spezie, alimenti piccanti, cibi in scatola, formaggi. Applicare sulle zone interessate olio di arachidi (al mattino dopo la doccia e alla sera prima di coricarsi).

***Cellulite resistente*:** battere le parti del corpo interessate con rametti di ortica precedentemente seccati (per diminuirne l'effetto urticante); non è doloroso e attiva la circolazione.

***Maschera antirughe all'avocado*:** prendere la polpa di un avocado maturo, emulsionare, applicare sul viso e sul collo, lasciar agire per quindici minuti, rimuovere con acqua.

***Maschera all'uva*:** il succo d'uva ringiovanisce la pelle del viso, del collo e delle mani.

***Maschera al cetriolo per pelli secche*:** miscelare succo di cetriolo con due cucchiai di panna fresca, sino a ottenere un impasto omogeneo; applicare su viso e collo, lasciar agire per quindici minuti e rimuovere con acqua fredda.

***Maschera al miele e avena*:** miscelare avena polverizzata con miele sino a ottenere un impasto morbido, applicare sul viso e sul collo, lasciar agire per venti minuti e rimuovere con acqua.

***Psoriasi*:** portare a bollitura 15 grammi di marrubio bianco in mezzo bicchiere d'acqua, togliere dal fuoco e coprire; quando il liquido è tiepido, colare e aggiungere quattro cucchiai di avena in fiocchi (integrale). Lasciar riposare, quindi applicare sulle zone interessate lasciando agire per venti o trenta minuti. Rimuovere con acqua. Ripetere l'applicazione da una a tre volte al giorno, fino al miglioramento.

***Contro i segni o le cicatrici dell'acne*:** per tre giorni applicare una maschera di papaya e miele, lasciando agire per dieci minuti; rimuovere con acqua tiepida. Asciugare il viso e applicare della pappa reale, massaggiando dolcemente in modo che penetri a fondo nella pelle. Applicare la pappa reale per quindici giorni, finché i segni o le cicatrici scompaiono.

TRATTAMENTI PER I PIEDI

Per eliminare la pelle morta, strofinare i piedi con succo di limone.

Per eliminare i calli, stendervi sopra una miscela di aglio tritato con una piccola quantità d'olio d'oliva o applicare in impiastro il liquido ottenuto dalla cottura di una cipolla (tagliata a fette) e un bicchiere d'aceto; spremere bene per far uscire tutto il succo.

Aumentare di volume alcune parti del corpo: i massaggi con olio di arachidi possono aumentare di volume alcune parti del corpo per ipernutrizione cutanea.

Capitolo 14

Succhi

I succhi, sia di frutta che di verdura (consumati separatamente), sono una meravigliosa fonte nutrizionale, anche se incompleta, dato che l'organismo ha bisogno anche di altri alimenti per mantenere il suo equilibrio.

SUCCHI DI FRUTTA

***Succo di albicocca*:** aiuta la digestione, cura l'anemia, rigenera i tessuti ed equilibra il sistema nervoso; è un efficace antiallergico.

***Succo d'ananas*:** elimina i grassi in eccesso, è antisettico e calcificante. Efficace contro la gola irritata e il catarro; rafforza il sangue e aiuta la digestione, cura l'anoressia, disinfiamma il retto, efficace contro i disturbi cardiaci e per la circolazione.

***Succo d'arancia*:** benefico per tutti i problemi bronchiali, polmonari e catarrali. Elimina le mucosità ostinate, depura e tonifica. Stimola l'appetito e nutre l'organismo.

***Succo di banana*:** eccellente per combattere il nervosismo.

***Succo di ciliegia*:** eccellente per sistema digerente, fegato e pancreas. Impedisce la fermentazione intestinale, cura la stitichezza; energetico.

***Succo di cocco*:** mineralizzante, rafforza le ossa e i denti.

***Succo di cocomero*:** meraviglioso per alleviare tutti i problemi renali. Rinfresca il sangue, è un buon apportatore di silicio. Eccellente per idratare l'organismo.

***Succo di frutto della passione*:** stimola la crescita nei bambini, allevia ulcere e gastriti negli adulti.

***Succo di fragola*:** aumenta le difese immunitarie, neutralizza gli acidi; energetico.

***Succo di guava*:** eccezionale per l'elevato contenuto di vitamine, in particolare di vitamina C; aumenta le difese immunitarie, scioglie il catarro.

***Succo di lampone*:** mineralizza il sangue, neutralizza l'acidità; raccomandato nei casi di anemia.

***Succo di lime*:** depura l'organismo.

***Succo di limone*:** contiene elevate quantità di vitamina C, indispensabile alle funzioni cellulari; protegge i vasi sanguigni, stimola la formazione dei globuli rossi, favorisce lo sviluppo nei bambini. Ottimo rimedio contro le intossicazioni e i disturbi del cuore e dei reni. Combatte l'obesità. Potente antisettico.

***Latte di mandorla*:** quasi un sostituto del latte materno; rafforza il tessuto muscolare, il cervello e il sistema nervoso.

***Succo di mango*:** consigliato per rafforzare il cuore e nei casi di intestino irritato.

***Succo di mela*:** grazie al contenuto di potassio, è eccellente per il sistema nervoso, i reni e le vie urinarie. Corregge i problemi digestivi. Coadiuvante nella crescita dei bambini.

***Succo di melagrana*:** depura il sangue ed è benefico per la vescica.

***Succo di melone*:** depura e rinfresca il sangue e i reni.

***Succo di nespola*:** allevia le infiammazioni intestinali; antidiarroico e diuretico.

***Succo di papaya*:** stimola la digestione; efficace contro i disturbi intestinali.

***Succo di pera*:** eccellente mineralizzante del corpo; regola l'intestino, elimina l'acido urico; rinfrescante, emolliente depurativo e diuretico.

***Succo di pesca*:** regola l'intestino, mineralizza il corpo e fortifica il sangue.

***Succo di prugna*:** efficace lassativo; regola le funzioni dell'intestino.

***Succo d'uva*:** da consumare con moderazione, perché molto zuccherino. Digestivo e nutriente, diuretico, disintossicante, blando lassativo, stimolante, decongestionante epatico e biliare.

SUCCHI DI VERDURE E DI PIANTE AROMATICHE

***Succo di alfalfa*:** depura il sangue, allevia l'artrite, le allergie e le nausee da gravidanza.

***Succo di anice*:** combatte i gas dello stomaco e dell'intestino.

***Succo di asparagi*:** efficace contro i problemi di reni e vescica.

***Succo di barbabietola*:** benefico per il fegato e la cistifellea.

***Succo di broccoli*:** mineralizza il corpo.

***Succo di carota*:** migliora la vista, rinforza unghie e capelli. Grazie al contenuto di potassio, calcio, zolfo e silicio, è molto nutriente. Fornisce la provitamina A, regola l'intestino e la bile.

***Succo di cavolo*:** eccellente per lo stomaco e le ulcere dello stomaco. Rafforza ossa e denti.

***Succo di cetriolo*:** depura il sangue ed è quindi eccellente per mantenere fresca e tonica la pelle.

***Succo di coriandolo*:** tonificante del sistema digerente.

Succo di crescione: grazie al contenuto di potassio è eccellente per perdere peso.

Succo di dente di leone: elimina le impurità di reni, fegato e cistifellea.

Succo di erba cipollina: efficace contro il catarro.

Succo di finocchio: sia aperitivo che digestivo; apprezzato per le sue proprietà disinfettanti dell'intestino. Molto rinfrescante.

Succo di finocchio e menta: è un ottimo aperitivo: mettere un finocchio (con le foglie) e 5 foglie di menta in un bicchiere d'acqua grande, frullare e servire freddo.

Succo di indivia: amaro, ma efficace per il dimagrimento.

Succo di malva: previene le infezioni.

Succo di menta: elimina i gas intestinali.

Succo di menta sativa: tonico per lo stomaco; elimina i gas intestinali.

Succo di pomodoro: è un classico aperitivo; disintossicante, diuretico e mineralizzante.

Succo di prezzemolo: bevanda ricca di clorofilla ed efficace per i reni. Il prezzemolo è la pianta più ricca di ferro e con un alto contenuto di provitamina A; efficace per reni, fegato e cistifellea.

Succo di ravanello rosso: contiene elevate quantità di iodio e zolfo; elimina i grassi in eccesso e scioglie il catarro.

Succo di salvia: riduce il nervosismo ed espelle i parassiti dall'intestino.

Succo di sedano: stimola l'apparato digerente e blocca le tossine. Rafforza la struttura muscolare. Efficace contro artrite, reumatismi, ipertensione e nervosismo.

Succo di spinaci: non va consumato in eccesso, poiché contiene acido ossalico, che interferisce con l'assorbimento di calcio da parte dell'organismo.

Succo vivificante per recuperare le forze (si frulla):

Ingredienti: 1 gambo di sedano
1 rametto di prezzemolo
3 foglie di spinaci freschi
1 foglia di lattuga
1 cetriolo piccolo
1 carota media

Preparazione: frullare e bere a digiuno, fino al miglioramento fisico (non conservare eventuali avanzi, il succo va preparato ogni giorno con ingredienti freschi).

RACCOMANDAZIONI PER IL CONSUMO DEI SUCCHI

Per la preparazione dei succhi di frutta e verdura bisogna osservare le seguenti regole:

- Lavare bene gli ingredienti in acqua corrente a temperatura ambiente.
- Tutti i succhi vanno consumati entro sei ore dalla loro preparazione.

Riassumendo:

- Tutti i succhi sono una buona fonte di idratazione.
- Tutte le verdure verdi hanno un elevato contenuto di calcio, magnesio, ferro, fosforo e vitamine A e C.
- La frutta maturata al sole ha un elevato contenuto di sodio.
- Le verdure verdi e la frutta sono ricche di potassio.
- Quasi tutti i succhi contengono cloro.
- Tutte le verdure verdi sono fonte di magnesio.
- Il fosforo si trova in tutte le verdure e in tutta la frutta.

Appendice

Raccomandazioni generali

LA COSA PIÙ IMPORTANTE in cucina è l'atteggiamento con cui prepariamo i cibi, perché solo così difenderemo la salute nostra e dei nostri cari. Ricordiamo la frase di un grande maestro indiano: «Dato che non possiamo vivere senza mangiare, dobbiamo scegliere i cibi più favorevoli alla nostra ricerca spirituale. In accordo con i codici di condotta morale, sociale e spirituale, nessuno deve interferire nella vita di alcun animale creato da Dio» (Kirpal Singh).

Leggere le etichette dei prodotti ci informa sul loro contenuto, sugli ingredienti e sulla loro quantità, sulla data di preparazione e sulla scadenza. Abituandoci a leggere le etichette, salteranno subito all'occhio alcune sostanze, come il *glutammato monosodico*, che crea dipendenza. Una pubblicità diceva: *Mangialo una volta e ne vorrai ancora e ancora e...*

Mangiare in modo naturale non significa soffrire la fame. Ecco alcune raccomandazioni per la nostra alimentazione quotidiana:

Elementi essenziali per la nostra salute

Il professor Manuel J. Londoño nel suo libro *Naturismo, cáncer y alimenta-*

ción vegetariana ci spiega che il nostro organismo, per sopravvivere, ha bisogno dei seguenti elementi essenziali.

- Per la crescita e la ricostituzione dei tessuti sono necessari: proteine, vitamine e minerali.
- Per la produzione di sostanze essenziali come gli enzimi della digestione, gli ormoni e gli anticorpi: proteine, vitamine e minerali.
- Per la creazione delle difese immunitarie (globuli bianchi): proteine e vitamine.
- Per la produzione di energia e calore: carboidrati, vitamine e minerali.
- Per i processi regolatori: acqua, cellulosa, vitamine e minerali.

Fare molta attenzione alle combinazioni di cibi

Ippocrate, padre della medicina, diceva: "*Che il tuo alimento sia il tuo medicamento*".

- «Mangiare nello stesso pasto frutta dolce e insalata intossica il sangue e causa svariate malattie, benché siano gli alimenti più sani per l'uomo, perché il consumo dei sali vegetali della verdura assieme agli zuccheri della frutta provoca per incompatibilità una cattiva digestione. Una delle peggiori incompatibilità è appunto quella data dalla presenza, nello stesso pasto, di frutta dolce e verdura» (Jorge Sintes Pros, *La fruta*).
- La frutta va consumata lontana dai pasti.
- Non si devono assumere troppe proteine nello stesso pasto (per esempio, lenticchie e ceci o uno di questi due legumi con formaggio).
- Le patate assieme al riso (fecola più amido) creano una colla che fa da tappo nell'intestino.
- Non combinare frutta acida e frutta dolce (la somma di acido più dolce causa uno squilibrio nella produzione dei succhi gastrici, che genera ulcere gastriche, duodenali o peptiche).

- Il sale, nonostante sia considerato neutro nelle combinazioni, va utilizzato in dosi minime, perché interferisce moltissimo sul metabolismo dell'acqua nel nostro corpo e, secondo studi recenti, anche su quello dei lipidi e del colesterolo. È preferibile usare il sale marino (Gudrun Dalla Via, *Le combinazioni alimentari*). È meglio non usare il sale durante la cottura, ma aggiungerlo ai piatti già cucinati.
- L'avocado non si combina con altri alimenti ricchi di grassi, come il latte e i suoi derivati (yogurt, formaggi ecc.), margarine, uova e frutta oleaginosa (noci, mandorle, arachidi ecc.). La combinazione con questi alimenti o con alimenti fritti causa una digestione lenta e faticosa, come pure disturbi del fegato e della cistifellea. Ciò non significa eliminare l'avocado dalla nostra alimentazione; un'insalata di avocado, sedano e sale è ad esempio un rimedio eccellente contro i disturbi di stomaco e dell'intestino.

È importante conoscere la *provenienza dell'olio* che utilizziamo, sapendo che nei processi industriali di spremitura a caldo si raddoppia l'estrazione dell'olio, fatto che ha completamente alterato le qualità nutrizionali di questo alimento.

- L'olio di mais può provocare infiammazioni, irritazioni cutanee e coagulazione rapida a causa del suo contenuto di acido linoleico; gli studi hanno rivelato una maggiore incidenza di cancro negli animali alimentati esclusivamente con quest'olio (Beatriz Henao e Daniel Mora, *Comer sano*). Va quindi evitato dalle persone con precedenti di tromboflebite o trombosi, disturbi del sistema nervoso (come la sclerosi multipla), malattie maligne della pelle ecc.
- È preferibile l'uso di olio di semi di girasole, soia e cotone. Non è adatto invece l'olio di semi di girasole extraraffinato, incolore o molto chiaro, perché nel processo di decolorazione perde un'elevata percentuale di antiossidanti, tra cui la vitamina E.
- I grassi saturi da evitare sono: olio di palma, burro, grassi vaccini, olio di cocco e margarine.

- Alcuni semi oleaginosi ospitano un fungo le cui tossine si trasmettono all'olio; i semi che corrono più rischi di contaminazione sono: mais, arachidi e semi di cotone.
- Un'alimentazione sovraccarica di proteine e grassi animali richiede un'attività eccessiva dei reni.

È *molto importante* sapere che, quando una persona attraversa un momento di blocco oppure soffre d'infiammazione o di colite grave, l'alimentazione deve essere molto diversa. La persona non deve mangiare fibre, per evitare un inasprimento delle irritazioni. In questi casi, la cosa migliore è lasciar riposare il sistema digerente per almeno venti ore.

Un alimento consigliabile è la banana, la cui fibra è morbida e oleosa, che, durante la digestione, attraversa delicatamente l'intestino lubrificando le pareti del colon. Assumendola da sola e dandole il tempo di agire, la banana si converte in un eccezionale disinfiammante naturale.

Quasi tutte le crisi sono provocate dall'abuso di alimenti combinati male tra di loro e di difficile digestione; ad esempio, cibi che contengono formaggio caldo o fuso, oppure un eccesso di cibo che non lascia riposare il sistema.

E infine alcuni menù! Mettete al lavoro la vostra immaginazione e godrete di una salute eccellente! Iniziamo dalla colazione.

COLAZIONE

Al risveglio, prendiamo l'abitudine di bere un bicchiere d'acqua pura a temperatura ambiente, oppure con limone o un altro frutto, sia polpa che succo (arancia, mandarino, papaya, melone o ananas; non mischiarli); è un'abitudine molto sana. Ricordiamo che i frutti acidi vanno consumati separatamente, perché non permettono nessun tipo di combinazione, nemmeno tra di loro; invece, la frutta dolce (banana, papaya, pera, pesca) si può mescolare. Dopo l'assunzione di frutta, occorre aspettare un'ora prima di ingerire altri alimenti.

Per sostituire le uova (tenendo in conto gli svantaggi che abbiamo già visto), così comuni sulle nostre tavole, una possibilità è la seguente: stufare cipolla, pomodoro e sapori a piacere, aggiungere dei pezzetti di tofu (formaggio di soia), cucinare e servire caldo.

Il caffelatte si può sostituire con avena, brodi, porridge di cereali vari o *changua* (zuppa di latte). Caffè e cioccolato si possono sostituire con cassia fistula o cereali.

Da sempre la colazione è considerata il pasto più importante della giornata; è quindi ovvio che debba essere il pasto più salutare. Non dobbiamo iniziare la giornata assumendo bevande tossiche o chimiche. Per mangiare qualcosa di sano, nutriente e delizioso non c'è niente di meglio della frutta. In caso di problemi digestivi, possiamo dire che il consumo di frutta è una necessità. La frutta è saporita e particolarmente nutriente. Ogni frutto ha un rituale diverso. La caratteristica principale della frutta è quella di depurare l'organismo in modo delicato, gradevole ed economico, senza ricorrere a dannosi medicinali.

La forma migliore per consumarla è al naturale e a morsi, ma alcuni esperti consigliano di bere prima un succo di frutta, dandogli il tempo di agire nel nostro organismo.

COLAZIONE PER BAMBINI

- Latte materno, unico alimento nei primi sei mesi di vita.
- Frutta: in particolare il frutto della passione, perché aumenta le difese immunitarie, favorisce lo sviluppo dell'apparato digerente e la crescita. Frutta dolce: mela, mango, pera.
- Non dare agrumi ai bambini.
- Lulla, pomodoro arboreo e maracuja sono frutti che aumentano la propensione alle allergie; per questo motivo non devono essere dati ai bambini al di sotto dei tre anni.
- Melone, cocomero e ananas possono essere somministrati a partire dal secondo anno di età.
- Verdure: dopo i primi sei mesi si possono dare verdure in forma di

pappa (ma solo quelle che non producono gas e in base alla tolleranza di ogni organismo).

- Legumi: si possono dare dopo gli otto mesi in forma di pappa o zuppa (mais, lenticchie, piselli).
- Fagioli, ceci e fave si possono dare solo dopo l'anno di età; la soia con moderazione.
- Spezie e condimenti: non si possono utilizzare finché l'organismo non sia ben formato.
- Cereali: tutti con moderazione, specialmente l'avena, e dopo i quattro mesi di età.
- Tuberi: tutti con moderazione (eccetto rape e zenzero), dopo i sei mesi.
- Semi: dopo un anno.
- Condimenti: dopo i tre anni.
- Fritti: dopo l'anno.
- Caffè: si può dare ai bambini dagli otto anni in su, ma meglio ancora solo al termine del completo sviluppo fisico.

COLAZIONE PER ADULTI

- Frutta fresca: meglio se di un solo tipo e di stagione.
- Una ciotola di un cereale caldo: miglio, sorgo, orzo, mais, avena, frumento o pane integrale. Al cereale si può aggiungere latte di soia, sesamo, girasole, cocco o arachidi, oppure si può spalmare sul pane burro di sesamo (tahin), burro di arachidi o formaggio di soia.
- Una buona opzione è il pane arepa (con farina di mais), chapati o pitta; ne esistono tante varietà, a seconda della regione geografica. Si possono mangiare con formaggio.
- Avena calda o fredda, a seconda dei gusti e del clima.

Bibliografia

Alberti, Germàn: *La revolución naturista*, Ediciones Hovint, Santa Fe de Bogotà, Colombia, 1994.

Albornoz, Américo: *Medicina tradicional herbaria*, Guía de Fitoterapia. Editorial Instituto Farmacoteràpico Latino, Caracas, Venezuela, 1992.

«Alimentos bajo sospecha», rivista *Cuerpo y mente*, marzo 2000, Spagna.

Altieri, Miguel A.: *Biotecnologia agricola: Mitos, riesgos ambientales y alternativas*, Università della California, Berkeley, pubblicazione finanziata dalla Foundation for Deep Ecology e dalla Fred Geller Family Foundation, San Francisco, California.

Ara Roldán, Alfredo: 100 *plantas medicinales escogidas*, Editorial Edaf, Madrid, Spagna, 1997.

Anderson, Luque: *Transgénicos. Ingeniería genética, alimentos y nuestro inedio ambiente*, edito da Asociación Vida Sana, Amigos de la Tierra, Bakcas, Ecojusticia, Acsur, Greenpeace e Gaia Proyecto 2050, Spagna.

Andrada, Marta F. de: *Comida sabrosa sin carne*, Editorial L. C., Buenos Aires, Argentina, 1991.

Araza, *Folleto de* COA (*Corporación Colombiana para la Amazonia Araracuara*), San José del Guaviare, Colombia, 1990.

Arias Alzate, Eugenio: *Plantas medicinales*, Editorial Bedout, Medellín, Colombia, 1968.

Arias, Montse: «De los pesticidas a la manipulación genética», dalla rivista *La Osa, Guía de la vida natural del Cantábrico*, anno 11, n. 4, 1998.

Ávila Roa, Pedro Maria: *Naturalmente saludable*, prima edizione 1997, Centro Naturista M. Lezaeta Acharán, Colombia.

Barbosa, Emma de: *Dulcería criolla*, Editorial A Kinin-Kramer, Caracas, Venezuela, 1989.

Brian Halweil: «Cultivos transgénicos», articolo tratto dalla rivista *World-Watch*, n. 9, 1999, edita da Gaia Proyecto 2050, con la collaborazione del Departamento Confederal de Medio Ambiente de CC.OO. e di ACSUR-Las Segovias.

Carper, Jean: *Una farmacia en tu despensa*, Ediciones B., Barcelona, Spagna, 1997.

Chemical Cuisine, Washington, pubblicazione del Centro per la Scienza di Interesse Pubblico (C. S. P. I.).

Choate, Judith: *Granos y legumbres. Libro de cocina*, Voluntad S. A., Santa Fe de Bogotá, Colombia, 1995.

Copete, Maria Teresa de: *Recetas vegetarianas*, Santa Fe de Bogotá, Colombia.

Cura por los jugos naturales zumoterapia, Saha Ediciones Continente, Buenos Aires, Argentina, 1994.

Dayle, S.: *Las mejores recetas de la cocina vegetariana*, Fapa Ediciones, Barcellona, Spagna, 1997.

Delgado, Jaime, e Sanabria Edilberto: *Los productos naturales. Diccionario naturista*, Edición Picasso Ltda., Bogotá, Colombia, 1988.

El chachafruto o balú: protector de aguas y suelos, superalimento human, forraje para el ganado, Folleto de la Federación Nacional de Cafeteros de Colombia. Luis Enrique Acero, Nancy Barrera y Leonor Rodríguez; Colombia, 1991[2].

Fernández Magdalena, Ana: *Los consejos de la abuela*, Edaf, Madrid-México, 1998.

Ferrán, José, e Ferrando, Trinidad: *Los remedios de la abuela*, prima edizione ottobre 1987, Catalogna, Spagna.

Ferrán, José, e Ferrando, Trinidad: *Los remedios de la abuela (segunda parte)*, Catalogna, Spagna, 1989.

García Botero, Martha Ruth: *Cocina práctica vegetariana el champinón*, Santa Fe de Bogotá, 1999.

García Botero, Martha Ruth: *Libro de cocina vegetariana*, Livello 1, Ricettario di base, Santa Fé de Bogotá, Colombia, 1998.

García Castillo, Julio (a cura di): *Medicinas naturales. Todos los remedios, fórmulas y curaciones populares*, Ediciones Lyder, Spagna, 1978.

Gontzal, Mendibil: *Plantas para la saluti. La botica de la abuela*, R. B. A., Libros, Barcellona, Spagna, 1999[2].

Hanssen, Maurice: *El poder curativo del Polen*, Edaf, Madrid,

Spagna, 1982.

Heinerman, Jhon: *Enciclopedia de frutas, vegetales y hierbas*, Prentice Hall, USA, 1998.

Heinerman, Jhon: *Enciclopedia de jugos curativos*, Prentice Hall, USA, 1997.

Henao, Beatriz, y Mora Rodríguez, Daniel: *Comer sano*, Quito Editores, Santa Fe de Bogotá, Colombia, 1994.

Ijjsz, Emoke, e Rincón, María Cristina: *Jugos, zumos, batidos*, Editorial Voluntad, Santa Fe de Bogotá, Colombia, 1994.

Jerade, Mary: *El recetario del vegetariano feliz*, México D. F., tomo II, 1995.

Jesen, Bemard: *La naturaleza tiene el remedio*, Messico, 1997[3].

Jiménez, Leticia S.: *La alquimia del amor. Los afrodisìacos naturales*, Pajarero Editorial, Collana Vivir Natural, Barcellona, Spagna, 1997.

Kozel, C., e Kozel R. de: *El arte de la cocina, para sanos y en fermos*, Santa Fe de Bogotá,

Colombia, 1994.

Kozel, Carlos: *Guía de Medicina Natural*, Colombia, 1987[14].

Kozel, Carlos: *Salud por jugos: de frutas, verduras, yerbas y tés*, Editorial La Misión, Bogotá, Colombia.

La botica de la abuela, Cucina sana, Spagna, 1998.

La botica de la abuela, I rimedi e i consigli tradizionali per una salute naturale, Spagna, 1998[3].

La gufa básica de los transgénicos, pubblicato dall'Organización Amigos de la Tierra, Spagna.

Leureux, Garance: *Las mejores recetas sin carne*, Salvat Editores, 1999.

Leureux, Garance: *Cocinar para adelgazar*, Salvat Editores, 1999.

Leureux, Garance: *Cocinar para estar bella*, Salvat Editores, 1999.

Leureux, Garance: *Cocinar para estar sanos*, Salvat Editores, 1999.

Londoño, Manuel J.: *Naturismo, cáncer y alimentación vegetariana*, Pereira, Colombia, 1989.

López, Guillermo: *Cómo cura la miel*, 1998, Barcellona, Spagna.

Maggi, Paolo: *El calendario del vegetariano mes a mes*, Editorial de Vecchi, Barcellona, Spagna, 1997.

Morales, Albert Ronald: *Frutoterapia. 106 frutos que dan la vida*, Ecoe, Colombia, 2000[5]. Libertarias España, 2001[8].

Muñoz, Alberto: *Plantas medicinales: su utilización práctica*, Ecoe Ediciones, Santa Fe de Bogotà, Colombia, 1994.

Pérez Arbeláez, Enrique: *Plantas Utiles de Colombia*, Edición Centenario, DAMA-Fondo Fen Colombia e Jardín Botánico José Celestino Mutis, Bogotà, Colombia, 1996[5].

Recetas de cocina de Vivi R. de Alberti, Santa Fe de Bogotá, Colombia, 1998.

Recetas de Johana de Jackson, San Andrés Isla, Colombia, 1996.

Restrepo, Nelcy R. de: *Dieta para la salud* (*Folleto de Restaurante vegetariano integrai de Fusagasuga*), Fusa, Colombia.

Restrepo, Nelsy de: *Fundamentos de nutrición vegetariana*.

Restrepo, Nelsy de, e Lau, Francisco: *Gufa naturista de Venezuela, Anuario* 1994, Barquisimeto, Venezuela, 1994.

Rogers, Ford: *Nueces. Libro de Cocina*, Voluntad, Santa Fe de Bogotá, Colombia, 1995.

Seymour, Jhon: *La conservación de alimentos y productos artesanales*, Editorial Blume, Barcellona, Spagna, 1994.

Spinmetli Berti, Mario: *La Pasta: recetas favoritas de Don Mario*, Editorial Venezolana, Mérida, Venezuela, 1990[2].

Tompkins, Peter, e Brid, Chistopher: *La vida secreta de las Plantas*, Editorial Diana, México, XIII ristampa, 1997.

Vargas de Restrepo, Nohora: *Recetario Hosanna* N.° 9, Bogotá, Colombia, 1998.

Vega, Soffy Arboleda de, e Galat de León, Nazle: *Especias: historia, usos, cultivos y sus mejores recetas*, Editorial Voluntad, Santa Fe de Bogotá, Colombia, 1993.

Yarza, Oscar: *Diccionario de plantas medicinales*, Colección Cosmos, Edimat Libros, Spagna.

Nota sull'autore

Albert Ronald Morales è nato in Colombia. Da 32 anni si dedica allo studio della frutta, che considera non solo una magnifica fonte di nutrimento, ma anche un'importante alternativa terapeutica. Ecologista convinto, ha creato la prima Banca genetica della fruttoterapia per salvaguardare specie in via di estinzione, catalogando oltre 5.000 specie e 200.000 varietà di frutta. Nell'ambito di un progetto patrocinato dall'ONU ha analizzato e sviluppato cure a base di frutta efficaci contro molte malattie con risultati sorprendenti. Collabora con numerosi programmi radiotelevisivi di diversi Paesi. In qualità di nutrizionista è considerato un'autorità di fama internazionale e tiene conferenze e seminari in tutto il mondo.

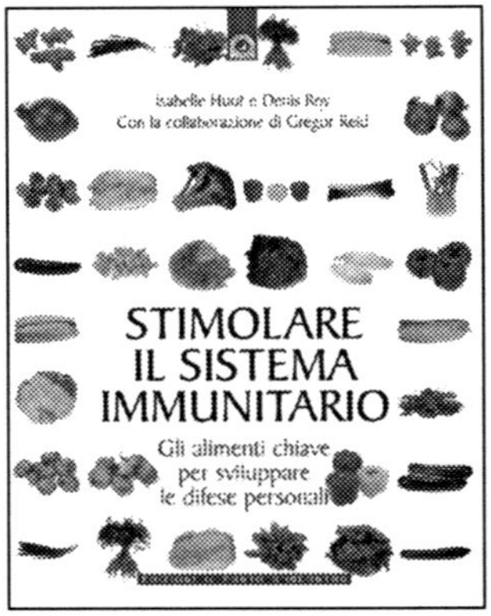

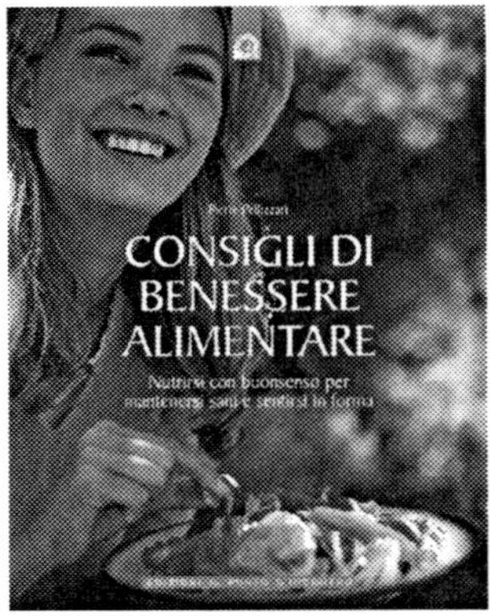

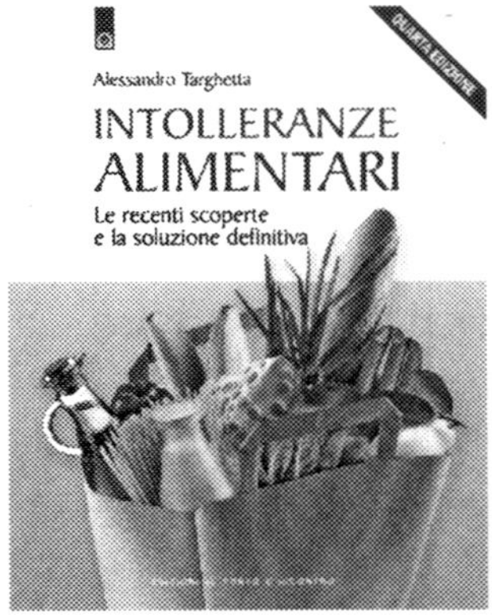

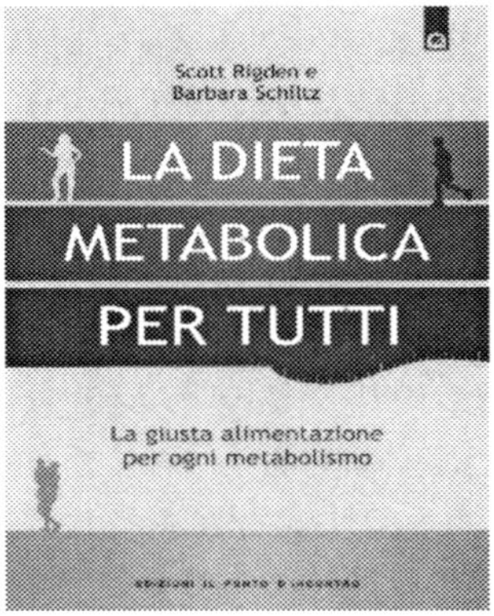

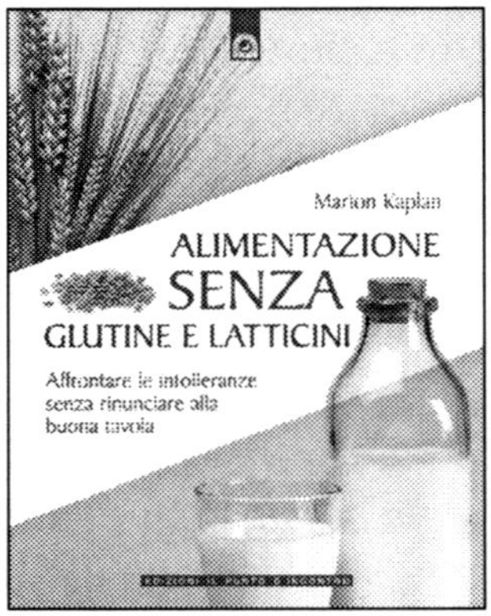

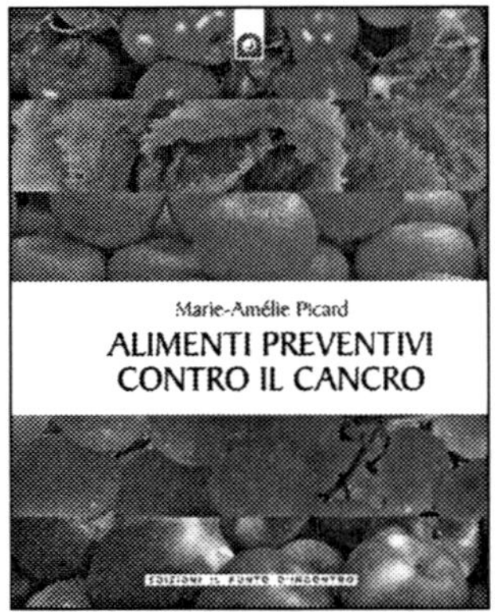

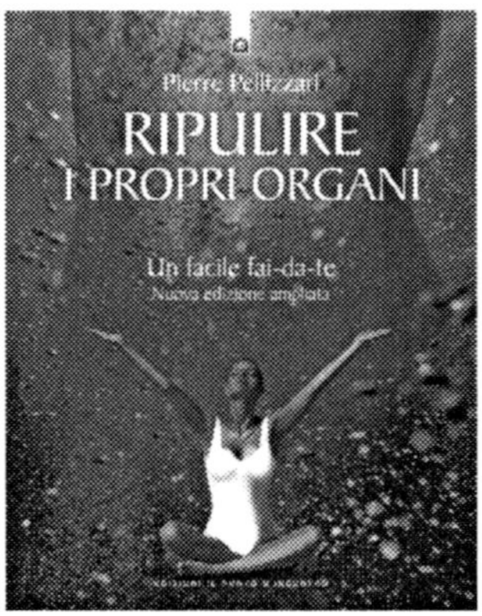

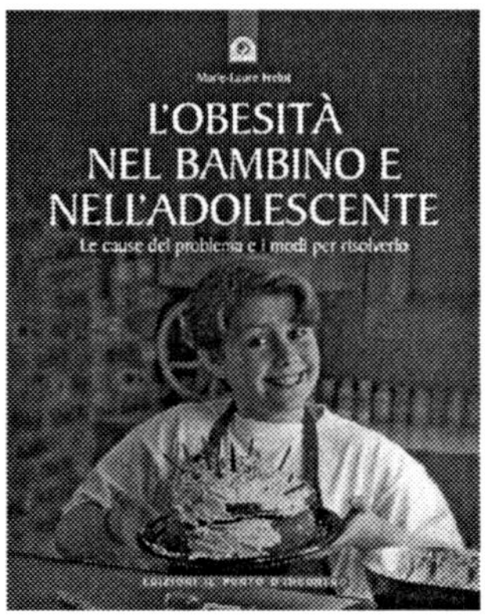

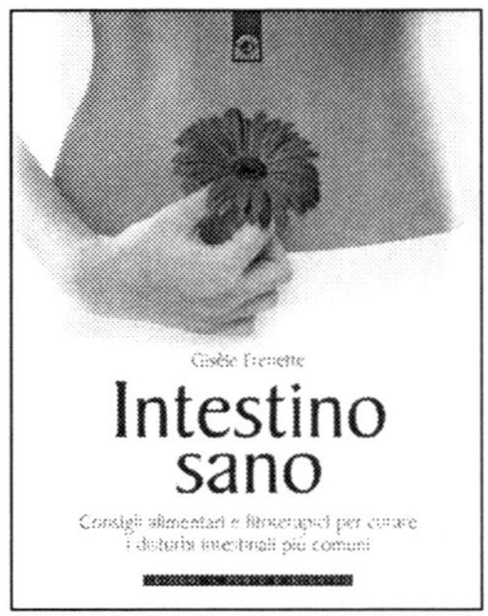

Potete richiedere il catalogo gratuito delle nostre pubblicazioni:
Edizioni Il Punto d'Incontro, Via Zamenhof 685, 36100 Vicenza, Tel. 0444239189,
Fax 0444239266, www.edizionilpuntodincontro.it